體內環保

——排毒聖經

Carolyn Reuben◎著
王映月◎譯

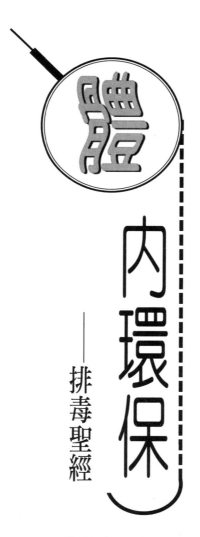

讀者注意

讀者請注意：本書提供的資料只是做爲教育之用。

每個人的身體都不一樣，而且不同的生活對身體有不同的影響。身體保健計畫最好能針對每個人獨特的需求來設計。本書只是讓你對自己的需求，有初步的瞭解，不能做爲取代合格醫療專業人員的建議。

作者歡迎讀者來信。批評指正與對新版的建議，都請寄至：

Carolyn Reuben c/o The Berkley Publishing Group
Publicity Dept.
375 Hudson Street
New York, New York 10014

導讀

「排毒」（detox）意指戒除毒癮或是排除因工作、或因戰時曝露於化學物品中所產生的毒素。事實上，我們大多數人在日常生活中，總一而再、再而三曝露於各式不可思議的毒物中。很多疾病其實是身體發出我們需要排毒的訊號。

你身體不適的症狀名列其上嗎？

讓我們從疾病的觀點來看毒性。以下是毒物過量所可能導致的部分情況：

- ❑粉刺

- ❏過敏
- ❏焦慮
- ❏氣喘
- ❏注意力缺損障礙
- ❏自體免疫失調
- ❏頸背痠痛
- ❏呼吸不順暢
- ❏支氣管炎
- ❏癌症
- ❏反應慢
- ❏大腸炎
- ❏注意力不集中
- ❏咳嗽

- ❑痙攣
- ❑膀胱炎
- ❑沮喪
- ❑消化性病變
- ❑暈眩
- ❑子宮內膜異位
- ❑濕疹
- ❑眼睛過敏
- ❑疲勞
- ❑思想混亂
- ❑頭痛
- ❑高血壓
- ❑三酸甘油酯與低密度脂蛋白質過高

❏過動
❏不孕
❏關節發炎
❏暴躁
❏腎臟疾病
❏肝臟疾病
❏狼瘡
❏記憶力不佳
❏偏頭痛
❏心情起伏不定
❏噁心
❏神經炎
❏手腳麻木或刺痛

閣下若有任何上述狀況，如果能滌淨身體的毒素，就會覺得症狀改善，百病消除。

量力而為

至於內在大掃除要做到什麼地步得視你生病的狀況、病情輕重、還有能花多少時間在排毒上而定。當今住在地球上的任何生物，即使是南極的企鵝，也無法遁逃於漫天蓋地而來的污染之中，因此就連最簡單的排毒，都有意想不到的好處。

記住，不要想畢其功於一役！最好在你最沒有壓力的時候開始排毒計畫，例如在連續假期或較長的休假期間，或在小孩離家到祖父母家或參加營隊之際，再展開排毒大計。

不然在日常生活中，從你所吃的食物、使用的日用品中，做些小小但重要的改變；再配合攝取一些謹慎挑選的營養補充劑，也能幫助你的肝臟更有效排除毒素。

本書內容

閣下的日常生活常能反映出你體內還有周遭污染的程度。本書將先對影響你健康的食物、日用品及藥物進行校閱，再深入你體內，巡視遭環境毒害的內部器官。接下來我們會示範各種能找出毒素的檢驗方法，包括很多你可在家自行檢驗的方法。再來是本書的精華部分，將介紹各式清淨身心、避免受化學物質污染的方式。

如果讀者願意與大家分享你的排毒經驗，本書新版將增列你的個人經驗。請將你的排毒經過寫下來寄給我。

謝謝大家！祝「大掃除」愉快。

卡洛琳．魯本

於加州沙加緬度

目次

第1篇

排毒面面觀

1. 當務之急——你可能被什麼所毒害？

如果是你不能吃下的東西，也不要呼吸進去。

——艾佛瑞德・查姆醫師

純粹是爲了好玩，跟我一起到一般美國人的日常生活中走走瞧瞧。讓我們姑且稱此人爲「閣下」，「閣下」可能是男是女，或任何年齡。

以下我將以**粗體**字告訴你這些可能的污染物，接著交代曝露後可能對健康的危害。暴露的後果得視閣下排毒系統是否正常、每天攝取的營養素、對此物質與生俱來的敏感度、曝露時間長短、曝露的部分、以及曝露的強度而定。

活在污染之中，已是你日常生活的一部分。但跟你保證，絕對有安全的排毒方法。

閣下一天的生活

經過一晚躺在泡綿床墊上（**聚氨酯與甲苯二異氰酸酯**——呼吸道、眼睛、免疫系統與皮膚病變），清早醒來，閣下身上蓋著免燙被單（**甲醛**——疲勞、頭痛、眼睛浮腫、呼吸器官問題、皮膚紅疹、睡眠障礙、癌症、先天缺陷）。幸運的是，你沒有睡在水床上，不然你會吸入其他危險的氣體（**乙烯基與酚**——癌症、記憶力喪失、頭痛、四肢麻痺、呼吸器官問題）。你睡在泡綿枕頭上，枕頭套是用棉與**聚酯纖維**製的（呼吸器官、皮膚與眼睛問題），不過對棉質過敏的人，聚酯纖維反而有助減緩過敏症狀。

臥室裏還有其他傢具，包括一個床架、桌子、梳妝台都是用碎粒壓板與夾板製成（**甲醛與異氰酸樹脂**——久咳不癒、氣喘、關節痛、貧血、皮膚病、記憶力喪失、頭痛）。另外還有把安樂椅，上面有泡綿坐墊（**聚氨酯**——呼吸、眼睛、免疫系統與皮膚疾病）。

牆壁近來才刷上非乳膠漆（**二異氰酸酯**、無水化合物、**甲苯酸**、二甲苯、苯、甲基乙酮、甲基異丁酮、石油精、**甲醛**、**乙烯基聚合物**、二氧鈦、乙二醇以及潛在的數百種其他有毒化學物質——中樞神經系統衰退、眼睛過敏症、肝臟受損、疲勞、頭痛、肺臟受損、腎臟受損、癌症）。

你踩上鋪滿整個地板的合成地毯（4-苯環己烷，存在乳膠襯底中，由苯乙烯與丁二烯混合產生的副產品；甲醛、苯、甲苯酸、以及從蒸氣釋出的三十多種有毒化學物質——頭痛、眼鼻刺痛、口乾、沮喪、皮膚紅疹、失眠、呼吸器官不適、記憶力不佳、關節疼痛、喉嚨痛、注意力很難集中、視力模糊），然後走進浴室。

如廁後，你使用漂白過的衛生紙，並用漂白的面紙（戴奥辛——癌症）來擦鼻涕。馬桶旁有白色、用氯漂白的衛生棉（戴奥辛——癌症）。洗臉槽上有瓶肥皂乳，內含合成表面活性劑（製造泡沫的東西）、潤膚乳（油）以及乳化劑（用來結合油與水，二乙醇胺、三乙醇胺——經過化學反應，它們可形成致癌的亞硝胺）。

接著刷牙用的牙膏（糖精與藍色一號色素——有致癌的可能；氟化物——癌症、多種肌骨骼、尿道、消化道、呼吸道與皮膚、頭髮、指甲等異常；聚山梨酸酯80——可能被1,4—二氧雜環己烷污染，一種致癌物質）接著用漱口水（酒精含量百分之二十五以上——口腔、舌或喉癌；糖精、藍色一號色素、綠色三號色素以及黃色五號色素——有致癌的可能；以及聚山梨醇酯60或聚山梨醇酯80——可能被1,4—二氧雜環己烷污染，一種致癌物質）。

淋浴時，你使用一種去頭皮屑洗髮精（氨、煤焦油化合物、甲醛、亞硝胺、塑膠PVP、色素——致癌物質）。淋浴的水本身也可能有毒（鋁——腎臟與肺臟異常、脊髓與腦病變、骨骼疼痛；石綿——癌症；鎘——癌症、基因突變、噁心、嘔吐、腹瀉、疼痛、生殖道受損、呼吸器官不適、頭痛、疲勞、貧血、失去嗅覺、高血壓；氯——癌症、尤其當氯與有機物質起反應，形成含氯的碳氫化合物如三鹵代甲烷；氟化物——思考混亂、牙斑、腎疾、骨骼發生變化；工業化學物質，鉛、汞、硝酸鹽、有機溶劑、殺蟲劑、氡——癌症、先天缺陷、疲勞；寄生蟲、細菌與病毒——發炎、疲勞）。淋浴完後，你抹些乳液（聚乙二醇與二乙醇胺——癌症；以及礦物油多環芳烴以及anthanthrene——癌症、青春痘）。你在腋下塗上止汗劑（氨、甲醛——肺部不適、癌症；鋁——腎與肺疾、脊髓與腦疾、骨骼疼痛；香水——過敏、癌症、頭痛、易怒、注意力不集中）。

洗臉槽上的化妝品盒裡有睫毛膏、腮紅、眼線筆與口紅等名副其實的石化製品大本營（聚乙二醇、聚丙二醇、quaternium15、甲醛、酚、甲基乙酮、氨、水化鎂硅酸鹽（滑石）、色素、香料、壓縮氣體、塑膠合成樹脂、聚乙烯吡咯烷酮、防腐劑——癌症、過敏症、神經受損、呼吸器官疾病、粘膜發炎、眼睛過敏、皮膚紅疹）。櫃子裡有染髮劑（煤焦油染劑、氨——皮膚紅疹、癌症；苯二胺——先天缺陷與癌症；橘酸87、咖啡色溶濟44，藍酸168、紫酸73——癌症；醋酸鉛——先天缺陷、惡性腫瘤、心智功能萎縮）。洗臉糟的抽屜裡有好幾種顏色的指甲油（醋酸丁基——結膜炎及其他眼睛過敏），但你拿的是髮膠（聚乙烯吡咯烷酮——肺部長出異物、腎臟受損、便秘）。洗臉槽下有清潔劑（氯——皮膚與肺臟受損），排水管通樂（氫氧化鉀——疼痛、流血、皮膚紅疹、腫瘤）以及瓷磚清潔劑（磷酸——皮膚與粘膜發炎）。

你回到臥室更衣打扮。打開衣櫥，撲鼻的強烈化學劑味道提醒你昨晚下班後，你從洗衣店拿回來乾洗的西裝。你打開套在西裝上的塑膠袋，釋出更多乾洗劑的蒸氣到空氣中（全氯乙烯、三氯乙烯、萘、甲苯、二甲苯、甲醛、苯、氨、氯——癌症、肝臟受損、呼吸道過敏、腎臟受損、嗜睡、頭痛、皮膚與眼睛過敏）。

接下來得速速吃早餐！你在廚房吞下處方藥（任何藥物都會耗盡肝臟解毒資源）。此藥顏色鮮豔（人工色素——會造成兒童過動、癌症）。你裝上滿滿一碗的早餐麥片（丁基羥基甲酚、丁基羥甲苯甲醚、人工色素、人工香料——過動兒、癌症）。淋上從母牛而來的牛奶，母牛吃的飼料摻雜各種**殺蟲劑與除草劑**（噁心、肌肉痙攣、腹瀉、腹部疼痛、盜汗、很難思考清晰、暈眩、視力模糊、呼吸不順暢、癌症、先天缺陷、死產、心跳不規則、雌激素刺激效應，如小女孩提早發育胸部、陰毛）。用咖啡機煮的無咖啡因咖啡，釋出一氧甲基**氣體**（癌症）並帶有**aldicarb**（損害神經系統、生殖、免疫系統、內分泌系統）。熱呼呼且刺激性的咖啡通過以氯漂白的咖啡濾紙（**戴奧辛**——癌症）。你在咖啡上淋上人造奶精（**碳氫化植物油**——動脈粥樣硬化）。瓦斯爐上（**甲醛、二氧化硫、二氧化氮、一氧化碳、氫氰酸、一氧化氮與有機蒸氣**——頭痛、暈眩、疲勞、心悸、失眠、性格改變、思考困難、視力與聽覺改變）的平底鍋煎著幾片滋滋作響的火腿肉（**亞硝酸鹽、硝酸鹽、多環碳氫化合物**——癌症）。

你為自己準備午餐：大紅腸（**硝酸鈉**——癌症）、麵包（**乙底酸**——腎臟受損、氣喘、皮膚紅疹）、紅蘿蔔（**殺蟲劑，特別是氟樂靈、對硫磷與二嗪農**，以及在禁之前，早已殘留在土**壤裡的DDT**——癌症、先天缺陷、學習障礙），以及非有機的香蕉（**二嗪農，噻苯達唑、西維因**——神經系統受損、腎臟受損）以及部分糖果（**人工色素**——兒童過動、癌症）。另外，你又加上一瓶減肥飲料（**人工代糖阿斯巴甜**——可能改變腦部化學物質，造成中風、過敏反應、兒童行為改變；**咖啡因**——高血壓、心跳加快、過度刺激腎上腺，造成神經質、失眠、上癮）。

廚房水槽下方有去污劑（甲苯酸、苯——癌症）鞋油、染劑（二氯苯、二氯甲烷——癌症）與消毒劑（甲酚——呼吸器官、中樞神經系統、肝臟與腎臟受損；酚——皮膚紅疹、壞疽、四肢麻痺、癌症）。

走近汽車，你吸入汽車廢氣（一氧化氮、臭氧、二氧化硫、硫酸、鉛、一氧化碳、乙醛、甲醛以及懸浮粒子，再加上數千種其他化合物——呼吸器官受損、肺部灼熱感、呼吸困難、氣喘、肺炎、血液與細胞中氧氣減少、心臟病、白血病、淋巴瘤、骨髓受損）。

走進辦公室，你曝露在空調暖氣中（一氧化碳——頭痛、頭昏、呼吸短促、注意力不集中、判斷力差、暈眩）、影印機（臭氧——胸口疼痛、疲勞、咳嗽）、簽字筆（丙酮、甲酚、乙醇、二甲苯、甲苯酸與酚——呼吸系統、肝、腎與神經系統失調、癌症、皮膚潰爛、紅疹；頭痛、神經質、疲勞、精神混亂、失眠以及流眼油）以及以無碳紙製的電話簿（多氯聯苯——眼睛、皮膚及呼吸道過敏、肝臟受損、癌症）。

你走到大廳的飲水機喝水，可能喝下自來水廠排出的農業與工業廢物（苯、三氯乙烯、苯二甲酸二丁酯、氯乙烯、四氯化碳、二甲基甲先胺、環己烷、四氫呋喃、二乙基磷化氫、鎘、

鉛、氟化物、四氯乙烯、多氯聯苯、殺蟲劑與鉛——癌症、高血壓、牙斑、骨骼改變、記憶力不佳、智商減低、呼吸有壓迫感）。

工作完後，你在當地一家小酒館逗留，享受「快樂時光」，並吸進從二手菸而來的四千多種化學物質，包括**苯芘**、**焦油**、**一氧化碳**、**尼古丁**、**亞硝胺**、**氫氰酸**、**酚**、**芳香碳氫化合物**、**放射性釙210與甲醛**（癌症、氣腫、支氣管炎、慢性咳嗽、早衰性縐紋、心臟疾病、上癮）。

明天，你家裡將以煙燻來除白蟻，使用含有有機氯的殺蟲劑（**氯丹與七氯**——癌症）。上個月除的是跳蚤（**chloropyrifos（Dursban）**——中毒、急症）。你的園丁定期使用保養草坪用品，多含有除草劑（**2,4—二氯苯氧基乙醇**——不明毒物）與殺菌劑（**乙烯雙氨基甲酸酯**）——能分解成乙硫脲，一種可能的致癌物質，以及有可能導致生出缺陷兒與甲狀腺問題）。你與鄰居都用一種有機含磷殺蟲劑（**二嗪農**——神經行為病變與先天缺陷），飄浮在空氣中的殺蟲劑在你們住家附近所有的院子揮之不去。

一天終了，你又上床就寢了。

這齣短劇僅列出你生活中一小部分的可能性，其他可能性包括學校及校室使用的殺蟲劑；工作場所的工業溶劑與其他化學物質；日常休閒嗜好可能會碰觸到的黏膠、溶劑與其他化學物質；處方藥與成藥的添加劑與其他有毒成分；住在污染的垃圾場、舊礦坑、軍事基地或重要工業區附近造成基因受損與肝臟疾病；以及由食物傳播的污染物如寄生蟲與黴菌。

毒物對我們有什麼影響？

自一九一五年來，約有四百多萬種新的化學物質釋入我們的環境中，包括食品加工過程使用的三千多種化學物質，一萬兩千多種用在食品包裝上的化學物質，以及超過三萬四千種的殺蟲劑。原本噴灑在農田的化學物質，都流入湖泊、河川與大海，毒害魚類。噴灑在動物飼料上的化學物質，與餵給豬、牛吃的藥物，最後則出現在我們食用的肉中。這些化學物質對我們的影響是什麼？這不是一時片刻能說得清楚的，由於79％到84％的殺蟲劑未經確切測試是否有致癌的後遺症，90％到93％則未知是否會導致基因突變，還有60％到75％未知其是否會導致先天缺陷。❶然而，「國家科學院」指出，每年至少有兩萬癌症病例因曝露於殺蟲劑中而喪生，而且「環保署」將殘留在食物中的化學物質列為時下美國三大癌症殺手之一。

殺蟲劑中毒有更微妙的影響：一九八〇年代後期佛羅里達一項研究發現，很多公豹出生就有一個或一個以上的睪丸未落下，種下日後不孕的因子。研究並發現這些公豹體內的雌激素是睪丸脂酮的兩倍。由於殺蟲劑酷似動物與人類體內的雌激素，因此很有可能是殺蟲劑造成的影響。❷如果殺蟲劑明顯影響動物的性成熟，那我們的少女以前所未有的低齡進入青春期，何怪之有？

想想看，我們活在無所遁逃的污染之中，還有我們無時無刻不曝露在毒物中，我們能存活至今，不也是驚人的奇蹟？我們能與這些污染物和平共存，多虧我們體內的天然排毒系統。人體是神奇的機器。接下來就讓我們深入查看身體是如何排毒的。

參考文獻

❶Household Hazardous Waste Project, *Guide to Hazardous Products Around the Home* (Springfield, Mo.: Southwest Missouri State University's Office of Continuing Education, 1989), 138.

❷Nina Anderson and Howard Peiper, *Are You Poisoning Your Pets?* (East Canaan, Conn.: Safe Goods, 1995), 2.

2. 過程——神奇的身體排毒工廠

我們常以為當我們完成對「一」的研究後，就能完全瞭解「二」，因為「二」等於「一加一」。可是我們忘了還有「加」要研究。

——英國物理學家愛丁頓

你可能藉由吃下、吸收、注射、吸入，而曝露於有害物質中，或僅僅是在活著的過程中，就在你體內製造出有毒物質（例如，類固醇、膽汁酸、性荷爾蒙與脂肪酸）。

有時候，早在你得知飽受毒害多年前，你的免疫系統、胃腸系統、神經系統、內分泌系統、生殖系統，或體內其他系統，就中毒已深。有時，毒物可能存在你的組織與細胞中，但沒造成嚴重傷害。你的身體能不能保護自己，會不會遭受有毒物質破壞，得視危險毒物的量、毒物留存體內的時間、毒物所在位置、整體曝露量（你的「毒物容納量」）、你與生俱來的排毒能力、整體健康與營養狀況，以及你目前情緒壓力的程度等而定。

何其有幸，我們的身體在某種程度內，可重新安排危險物質的結構，並在毒素對我們造成無法彌補的傷害前，排除體外。身體在碰到有毒物質時，有很多變通的方法。如嘔吐或腹瀉就是迅速徹底排毒的方式。或是將毒素貯存在脂肪細胞中，避免毒素在身體循環。或者可能將毒素轉換成可由汗水、尿液、糞便排除出去的物質。

事實上，上述幾種狀況常同時發生。往往你的身體會貯存一些毒素，同時轉換其他毒素。體內將毒素轉換成無害物質的過程，包含兩個重要的生物化學代謝途徑，還有多個營養素輔助因子參與其中。

第一階段排毒

第一階段常是身體排毒所使用的第一個代謝途徑。這個代謝途徑一路上由細胞色素P-450酶的反應來帶動。酶是一種能加速反應的蛋白質。身體有好幾千種酶，而且每一種酶都肩負特殊任務。拜細胞色素P-450酶之賜，在此代謝途徑終點，毒素已很容易從身體排除出去，或是已被其他化學反應中和毒性。

由細胞色素P-450酶排除的物質

咖啡因、茶鹼、丙酮（Inderol）、抗抑鬱劑鹽酸阿米替林（Elavil）、氯米帕明（Anafranil）、可待因、抗痙攣劑雙苯內醯脲（Dilantin）、異丁苯丙酸、naproxen（Naprosyn）、S-新雙香豆素（Coumadin）、鎮靜劑苯甲二氮䓬（Valium）、口服抗抑鬱劑丙咪嗪（Tofranil）、退熱淨醋氨酚、酒精、來多卡因、紅黴素、環胞黴素、抗眞菌藥酮康唑（Nizoral）、睪丸脂酮、強力春情素與可體松。

——括號內是商品名稱

不幸的是，第一階段排毒途徑本身會爲你帶來麻煩！這是因爲酶運作的方式會造成問題。

環繞在分子核心周圍的軌道，常是成對的電子。然而，細胞色素P-450酶排毒時，是透過氧化—還原反應。氧化作用意指一個分子把一或兩個電子讓給另一個分子。還原作用則剛好相反：分子從另一個分子接獲電子。氧化—還原作用又稱「還氧」作用。

不巧的是，當一個分子放棄一個電子時，爲了平衡，會掠奪最容易找到的電子，來取代失去的電子。失去一個電子的分子被稱爲自由基，這是因爲正常狀況下應被電子填滿的空間，是暫時「自由的」。當新電子重新填補空間時，勢必有一個分子遭掠奪且破壞。如果一個分子接一個分子發生這種狀況，就會嚴重破壞細胞與組織。

某些情況破壞來源不是自由基，而是原子。這些原子通稱爲氧化劑，因其常是氧原子的一部分。氧的破壞力眞是驚人。氧能導致鐵生鏽、油變質。由於氧會造成腐壞變質，會令某種物質腐壞變質的過程就叫氧化。廚櫃裡的油會變質，而每個細胞的粘膜結構裡也有油（稱脂質），因此當氧化發生在我們自己的體內，我們也會腐壞變質。

簡言之，第一階段排毒始於清除毒物的過程，但常造成中間物質如氧化劑，這些中間物質甚至比原先侵入的物質還危險。

近來，科學家證實身體組織的氧化作用是很多退化性疾病的罪魁禍首，包括癌症、心臟病、動脈粥樣硬化、糖尿病、白內障。還好有第二階段排毒，可抵銷掉部分遭氧化劑的破壞。

第二階段排毒

第二階段接合途徑與其排毒的物質

葡萄糖苷酸化（glucuronidation）：

乙醯胺基苯酚、naproxen、苯駢二氮卓類（包括抗焦慮藥Valium）、苯妥英、阿斯匹靈。

硫酸化（sulfation）：

血清促進素、度巴明、皮質腎上腺類固醇、酚、長壓定、強力春情素、香草精、醋氨酚、酪胺、酪氨酸、單寧酸。

穀胱甘肽接合作用（glutathione conjugation）：

鉛、汞、砷、四環素、氯苯。

甘氨酸化（glycination）：

阿斯匹靈、鈉、苯酸鹽、甲苯、苯基丙氨酸。

甲基化（methylation）：

鉛及其他重金屬，百草枯、異喹林。

乙醯化（acetylation）：

咖啡因、井肽秦、異菸酸井、南美仙人掌毒鹼。

由於第二階段排毒沒有主要刺激物，能確實幫忙清除第一階段過程形成的有毒中間物質。第二階段還能幫忙中和由食物、藥物與環境污染而直接進入血液的毒素。

然而，第二階段排毒成功需要肝臟能製造出所需的酶，而且有賴你攝取的食物能提供足夠的營養素。如果缺乏這些營養素，你可能受到雙重破壞——第一層是受原始毒物，第二層是透過第一階段形成的中間物質，這些毒素如果沒有經由第二階段代謝途徑排除，就會在體內囤積到危險的地步。

第二階段排毒是透過接合作用。這是在毒物上增加一個分子，好將毒物從脂溶性轉換成水溶性。當毒物是脂溶性，就可能貯存在身體的脂肪細胞內很長的時間。如果身體想排除嗜好脂肪的有毒物質，就得靠接合作用將有毒物質轉換成水溶性，以便以尿或汗來排除毒物。

身體是靠一個步驟接一個步驟的生化過程，進行接合作用。這個生化過程是一種代謝途徑。某種藥物可能被一種代謝途徑排毒，或同時由一種以上的代謝途徑排毒。第二階段接合作用有五種重要代謝途徑，包括葡萄糖苷酸化（由糖的衍生物稱尿苷二磷酸——葡萄糖起動）、硫酸化（由硫磺衍生物稱硫酸鹽起動）、穀胱甘肽接合作用（由氨基酸穀胱甘肽起動）、甘氨酸化（由氨基酸牛磺醇與甘氨酸起動）、甲基化（由生化家族中的甲基族開始）以及乙醯化（由某些酶開始起動）。

這些代謝途徑爲什麼對你很重要？以下是一個例子：如果你有慢性病痛，每天得服阿斯匹靈，你可能在日復一日代謝阿斯匹靈的過程中，耗盡你的甘氨酸庫存。由於很多其他有毒物質是透過甘氨酸接合途徑來排毒，當你用光你的甘氨酸，你可能開始出現從藥物或環境化學物質而來的中毒症狀。我們將在第4章列出幾種醫事檢驗所的檢驗，讓你瞭解第一階段與第二階段排毒代謝途徑會產生的問題與不足。

抗氧化劑——體內的捍衛戰士

抗氧化劑可幫我們解救遭氧化劑破壞的身體。抗氧化劑是特殊的維他命、礦物質、氨基酸、草藥及其他能讓出一個電子的營養素。在某些情況下，上述物質可讓出一個電子，但無需從另一個原子竊來電子。抗氧化劑可避免傷害，或在傷害發生時阻止傷害繼續下去，並在傷害發生後修補細胞。

身體需要持續且全面足夠的抗氧化劑營養素，包括維他命A、C、E、以及礦物質硒。只服用一或兩種這類補充劑，無法提供你所需要的保護。這些營養素需要同時互相作用，彼此幫助發揮功效。其他營養素在排毒戲碼中，則扮演配角，包括維他命B群、礦物質鈣、鎂、鋅、銅與錳、以及某些氨基酸。

氨基酸——常被遺忘的營養素

串連在一起形成蛋白質的氨基酸，很像珍珠鍊。每當你吃下漢堡、蛋餅或捲餅，其實是吃下氨基酸的合成物。當蛋白質被分解開來，身體就用個別的氨基酸製造其他生化結構，特別是用來排毒的生化結構。

例如，要去除氨的毒性，身體使用氨基酸鳥氨酸與天門冬氨酸鹽。要解除羧酸毒性，身體運用甘氨酸、穀氨先胺與牛磺酸。也多虧氨基酸蛋氨酸，類固醇荷爾蒙對身體的傷害才沒那麼大。

酶——自然狀態的生命

你得確定自己消化機能良好，才能加強用氨基酸來排毒。如果你有脹氣與消化不良的問題，就需要在飲食方面添加幫助消化的東西。

我們的身體使用兩種幫助消化的東西，一種從植物而來，另一種來自我們的消化系統——有的幫助消化蛋白質、有的幫助消化碳水化合物與脂肪。你需要的是哪種？要找出正確需要者，不妨吃一頓純粹是蛋白質的食物（肉類、蛋與魚），然後至少等兩小時後才吃其他東西。如果你有打嗝、脹氣或胃痛的情形，你在攝食高蛋白質食物前，可先吃幾顆鹽酸甜菜鹼（**betaine hydrochloride**）膠囊。你可在健康食品店與部分超市買到。從木瓜萃取的木瓜蛋白酶或從鳳梨萃取的菠蘿蛋白酶，可用來幫助消化蛋白質。這些蛋白酶有助胃將蛋白質分解成氨基酸。

接下來你吃一頓只含脂肪與碳水化合物的食物（烤馬鈴薯、餅干、硬麵包、玉米片或洋芋片、格蘭諾拉麥片），然後至少等一小時後才吃其他東西。蛋白質是在胃裡強酸的環境下消化，脂肪與碳水化合物則相反，在小腸用肝臟與胰臟分泌的鹼性汁液幫助消化。如果在吃下碳水化合物食物後有任何不適，你可在下次吃富含碳水化合物的食物前，攝取胰臟酶（**pancreatic enzymes**），增進消化。你可在賣營養補充劑的地方，買到胰臟酶。

消化方面的問題也有可能不是因爲缺乏促進消化的酶，而是缺乏果蔬中的營養素。如果你很少吃水果與生菜，或是將果蔬煮得過熟，你可能會缺乏植物酶，如消化碳水化合物的澱粉酶、消化蛋白質的蛋白酶、與消化脂肪的脂肪酶。這些重要的消化酶可在新鮮水果與蔬菜中找到，但在高熱中會被破壞。你只要每天多攝取生菜沙拉，多吃新鮮水果，就解決消化方面的問題。植物酶能幫助你消化蛋白質、脂肪、碳水化合物與纖維素。水果與蔬菜也是抗氧化劑絕佳的來源。

結論

第一階段排毒代謝途徑雖然企圖去除毒素，但常製造出危險物質。這些新的物質必須在第二階段排毒代謝途徑時去除。第二階段排毒主要將毒素做生化方面的轉變，使其從脂溶性變成水溶性，以便經由尿液、汗水與糞便排除體外。

第一階段與第二階段排毒過程在人體沒有察覺的情況下進行，但你必須攝取氨基酸、礦物質與多種維他命等營養素，幫助身體進行生化轉換。

幫助第一階段與第二階段排毒的營養素，又需要腸胃有良好的吸收。為確保你能有效吸收營養素，你可在攝取蛋白質飲食前服下鹽酸甜菜鹼，或在攝取富含碳水化合物與脂肪飲食前吃胰臟酶。看你消化道運作的狀況，再決定你需要補充的是哪一種，或是兩種消化酶。如果你平常吃的是缺乏蔬菜的一般美式飲食，你可能還需要多攝取從新鮮水果與蔬菜而來的植物酶。

參考文獻

Jeffrey Bland, Ph.D., with Sara Benum, M.A., *The 20-Day Rejuvenation Diet Program* (New Canaan, Conn. Keats, 1997). Bland describes a program for minimizing oxygen radical damage, describes the process of detoxification, and advises you how to manage pain, to power immunity, and to balance hormones with proper nutrients.

3. 裝備──排毒器官巡禮

種蘿蔔得蘿蔔，而不是芽甘藍。

──摘自百老匯音樂劇*The Fantasticks*的〈種蘿蔔〉

我們的身體是爲了存活建構而成的；大自然賦予你多重自我保護與排毒的工具。這些構造與系統包括鼻子、舌頭與扁桃腺、唾液、呼吸、肺臟、黏液、肝臟、胃、小腸、大腸、糞便、淋巴、腎臟、尿、皮膚、精液與月經。

讓我們一一檢視上述構造，看他們在排毒過程中所扮演的角色。

鼻子

鼻子有短短的鼻毛來阻止可能傷害肺部的微粒進入體內。鼻子會分泌黏液阻止灰塵與細菌進入身體，而打噴嚏是扭轉微粒穿過鼻毛的方向。

舌頭與扁桃腺

位在舌頭背面的味蕾對苦的味道特別敏感，會發出訊號警告你可能吃到毒物，以免你一口嚥下，事後察覺爲時已晚。扁桃腺位於喉嚨的兩側，是貯存淋巴系統的地方。扁桃腺負責收集新陳代謝過程以及與細菌病毒作戰的殘餘物，一直到身體能將這些廢棄物排除出去爲止。

唾液

一想到食物，甚至在吃進去前，臉頰的唾腺與舌下就會分泌唾液。唾液含有抗體，可黏住細菌與其他有害物質。唾液也含有酶，可開始消化碳水化合物。

你咀嚼得愈細，唾液分泌量愈多，食物就分解得愈小。因此，咀嚼時間愈長且細嚼慢嚥，對消化良好很重要，這也是抵抗細菌入侵很好的自我保護方式。

呼吸

身體的任何出口都是用來排毒的工具，呼吸也不例外。揮發性有機化合物及其他氣體形式的毒素，可隨每一次呼出空氣排除體外。

肺

肺部表面的細胞製造黏液包覆肺部，保護其不受吸入的蒸氣與香菸等有害化學物質傷害。此外，微粒物質被困在黏膜裡，就無法進入肺部最深的腔室。

呼吸道周圍有像頭髮般細小的纖毛，會擺動的纖毛，加上強烈向上的肌肉收縮，能將黏膜以及所有陷在裡面的東西推擠出肺部，並向上推到食道、進入喉嚨，再咳出來。

肺葉最裡部像葡萄串般的小囊稱肺泡，這裡是氣體交換的地方：吸進的氧氣送進血液裡，然後將血液釋出的二氧化碳送到肺部，再從肺部呼出二氧化碳。

呼吸作用不只提供氧氣，讓身體精力充沛。呼吸還經由鼻子，影響神經系統，透由神經系統影響你的血壓、腎上腺與情緒。眾所周知，印度瑜伽僅僅專注在吸氣與呼氣上，就能幫人放鬆。

黏液

黏液是你的朋友。黏液溼潤並保護你整個消化系統。它幫助食物能吞嚥下喉嚨，並在行房時潤滑女性的陰道。黏液能避免胃酸腐蝕你的胃部，以及防止胰臟酶消化掉你的腸壁。它還溼潤你鼻子的空氣，在有害微粒進入肺部前，令其動彈不得。

當你用好幾包紙巾擤鼻涕時，代表你身體正努力以黏液困住被視爲毒物的東西，然後以鼻涕排除出去。與其只是用藥物控制鼻涕，何不展開排毒計畫，強化免疫系統，從根本防止生出過多的黏液。

肝臟

肝臟位於身體右側，你肋骨的下方。它肩負三百多種不同的任務。以下是幾個例子：肝臟製造消化脂肪的酶；代謝脂肪、蛋白質與碳水化合物；貯存維他命A、B_{12}、D、E與K，以備不時之需；製造免疫系統物質如伽瑪球蛋白；貯存額外的血液；控制雌激素在血液中的量；並檢查血液是否有有毒物質，然後再由肝臟解毒。藥草專家克里斯多福・霍布斯（Christopher Hobbs）在《天然肝臟療法》（*Natural Liver Therapy*）一書中說：「肝臟（liver）之所以稱爲肝臟不是浪得虛名的，它確實幫我們維持生命（living）。」❶

肝臟是身體重要的解毒器官。但時下肝臟持續遭受內憂外患，不但受日常生活中的化學物質毒害，還得承受身體壓力荷爾蒙的殘害。

幸好，肝臟有不可思議的再生能力。事實上，肝臟在受到可彌補的傷害後，其排除化學物質的能力，可增加到平常的120％！更神奇的是，肝臟再生能力超強，近來醫師將一個捐肝人的肝臟切成兩半，移植到兩個不同人身上（一名嬰兒與一名中年婦女），如果給予足夠的營養與血液，移植的肝臟可望再生長成全肝的大小，每個受贈者的肝功能都將完好如初。

肝臟以兩個方式保護我們，它透過第2章描述的兩階段排毒代謝途徑，用酶來轉換脂溶性化學物質（如殺蟲劑）。它還用內部免疫細胞的特殊管道過濾物質，就像電視遊樂器裡的小精靈般，能吞噬並摧毀細菌與其他不好的物質。

霍布斯說，藥草被形容爲「淨血聖品」，其實並非指藥草眞能清淨血液，而是藥草能促進肝臟細胞功能，並刺激更多血液流經肝臟，由肝臟濾淨。你將在第9章讀到能增進肝功能的藥草。

胃

胃是懸在你上腹部的肌肉囊，位於食道與小腸之間。胃的強酸消化液，稱爲胃酸，能消滅部分細菌並中和其他可能傷害你的物質毒性。胃還製造胃蛋白酶，幫助消化蛋白質。當食物進到胃裡，胃部肌肉開始收縮扭動，反覆攪動食物。攪動胃酸與胃蛋白酶，合力將蛋白質分解成氨基酸化合物。身體重新使用這些氨基酸，製造新的物質如酶與荷爾蒙，並修補受損的組織。

消化進行到這裡，胃裡絞成一團的東西就叫食糜。食糜形成需經十五到四十五分鐘，這時食物已被磨得非常細碎，而且食糜也酸得足以刺激位於胃與小腸間的幽門開門。當幽門張開，食糜即進入小腸的上半段——十二指腸。

小腸

小腸其實應被稱爲窄腸，因爲儘管它直徑很小（據狄帕克．邱普羅醫師的說法，大約是你大拇趾的大小）❷，但在長度方面是最大的腸子，量起來有二十英尺長，相較下大腸僅六英尺長！

當食物在胃裡消化完畢時，是非常酸的。食糜進入十二指腸後，其酸性刺激胰臟分泌胰臟酶以及肝臟透過膽囊分泌膽汁。胰臟酶與膽汁將酸性食糜轉化成pH值6左右較鹼性的食物，至此稱爲乳糜。

小腸壁上覆蓋會擺動的絨毛，能提供更大的表面積讓血液吸收營養。吸收營養是小腸最主要的工作。如果進行順利，你吃進的食物會讓你精神百倍、強壯、健康且思慮清晰。如果吃完食物後，你仍是有氣無力、精神不振，那代表你的小腸可能有問題。

儘管很多人以爲小腸不過是營養進入細胞的工具罷了，但根據一些專家說法，小腸可能是衍生疾病的重要因素。包括血液不當的結合（導致消化不完全，致使排毒與營養不足）、肚子裡「益菌」與「壞菌」比例不正常（導致「壞菌」與細菌的副產品有系統地繁衍，致使自體免疫系統發生反應，如關節炎）、酵母菌增生，特別是白色念珠菌（全身性發炎，導致無數症狀）、以及「漏腸症」（不只是細菌與酵母菌，還有有毒化學物質與消化不完全的食物都流入血液，產生免疫系統反應，會導致食物過敏、化學物質過敏以及一堆症狀）。這些錯綜複雜的情況可能因人、因時而異，而且有可能同時發生或只出現部分症狀。

食糜穿過小腸進入大腸需費時三到五小時。消化油膩與脂肪食物要比水果與蔬菜所需的時間長。當你情緒欠佳時，胃酸也跟著分泌得較多，食糜進入小腸時酸性更強，迫使小腸花更多時間將pH值轉變成鹼性，才能消化食物中的脂肪與碳水化合物。情緒還會減緩腸內蠕動的節奏，這是造成食糜通過速度減緩的另一個原因。

大腸

邱普羅認爲大腸的直徑有你拳頭般大小。食物在大腸所需的時間比小腸還長——約費時四小時到三天，才抵達直腸，也就是整個消化道的最後一個部分。

大腸或稱結腸，橫跨你腹部約六英尺長，起於右側的升結腸，橫跨腹部中間的是橫結腸，再向下連接直腸的是降結腸。與直腸相連的稱爲乙狀結腸。

當乳糜通過結腸，還未被小腸吸收的營養，就由結腸吸收。藉由再次吸收胃裡與小腸裡的水分，結腸將乳糜水分完全吸乾，形成糞便，然後由收縮作用運送糞便通過直腸。此外，結腸裡的益菌能製造維他命B群與維他命K。

你有沒有注意到，你的糞便不是都臭氣四溢或是狀似相同。你吃東西的方式與吃下什麼，直接且密切影響你糞便的品質，而且不管你喜不喜歡，你糞便的品質能如實反映你的生活品質。例如，如果你的糞便發出惡臭，意味你的消化不好，還有你的腸胃道有太多的毒素。我們將在第10章進一步討論這之間的關係。

糞便

糞便、大便或屎都是從直腸排出的廢物名稱。目前已知直腸至少有四百種不同的細菌種類，因此糞便有一半是細菌也就不足爲奇。除細菌外，糞便由無法消化的粗食或食物纖維、腸壁上的死細胞、黏液與其他腸內的分泌物、膽汁構成。有時糞便還帶有傳染媒介如寄生蟲。

你可從觀察自己的糞便來瞭解自己。正常的大便稍軟但成形，沒有惡臭，當你擦屁股時，衛生紙上只有一點點或沒有殘餘物。如果你的糞便是泥狀，你可能有發炎或過敏反應。如果大便的顏色很淡，代表吸收不良，或是你的膽管有阻塞的情形。如果你無法恰如其分地吸收營養（這種情況稱爲吸收不良），大便就不容易被水沖走，而且可能臭氣沖天。暗色的糞便可能是因鐵（食物中或藥劑中）、酒或血的影響。紅色糞便可能是痔瘡、結腸潰瘍、或結腸中有腫瘤而來。糞便中有黑血可能是胃或小腸出血。

淋巴

淋巴系統負責你身體的收垃圾工作。淋巴澄澈、呈淡黃色且含有白血球細胞，白血球是你免疫系統的清道夫。淋巴行經遍布全身、與血管並行的淋巴管。淋巴網絡包括大小不同的點穴，稱爲淋巴結或淋巴腺，位在你喉嚨、腋窩、胸腔、鼠蹊與你膝蓋後方。

淋巴收集細胞的毒素而且將毒素棄置血液。理想的排毒系統得有完整且活躍的淋巴結以及能暢行無阻、循環全身的淋巴。然而，現代生活常與此理想背道而馳。

雖然不運動，心臟也能跳動，但我們多數人仍需靠運動保持健康。而且運動有助淋巴運行。這意味坐著不動的人可能因淋巴沒有正常運行全身，無法充分排毒。

此外，兩個最大的淋巴收集場所是位於結腸入口的闌尾，以及位於喉嚨入口的扁桃腺。不幸的是，過多的毒素有時會讓這兩個淋巴腺體紅腫發炎到外科醫師不得不進行切除手術。以闌尾爲例，通常此處淋巴堵塞到很嚴重的地步，也少有明顯警訊來提醒人，萬一淋巴腺破裂，細菌毒素四溢到骨盆腔內，病人就有生命的危險。

然而，在扁桃腺部分，通常扁桃腺發炎有明顯警訊，當病人感到耳朵反覆發炎、喉嚨痛，很容易就可發現扁桃腺腫大。不過，一旦扁桃腺切除，收集頸部與頭部毒素的重要垃圾場也不復存在。

如果不是身體細胞充斥毒素，淋巴腺如扁桃腺與闌尾也不會堵塞得有如淤塞不通的下水道。別處的淋巴系統如果發生堵塞，導致淋巴血管腫大，也會削弱細胞吸收營養的能力，並降低整個免疫系統的效率。

幸好，如本書其他部分所述，改變飲食與多運動，可預防並消除淋巴阻塞。

腎臟

腎臟約四英寸長，兩英寸寬，而且形狀如同菜豆。在你身體背部中間兩側、肋骨下方各有一個腎臟，腎臟主要工作是過濾血液、循環使用部分鹽分與其他營養素，並將不好的物質化成尿液排除體外。腎臟是透過一百多萬個稱爲腎單位的過濾單位，完成主要任務。

腎臟透過分泌各種不同的酶且多多少少吸收某類物質，可控制身體的酸鹼值平衡、血壓、紅血球細胞數量以及維他命D的量。

尿

身體從尿中排除的廢料包括尿酸、氨、痕量金屬、礦物質、黏液、黃色素以及尿素。當食物中的蛋白質在腸子內分解成氨基酸時，開始尿液的形成。血液透過腸壁吸收氨基酸，然後將氨基酸攜至肝臟。肝臟將不需要的氨基酸轉換成尿液，送回血液再流到腎臟。尿液另一個成分是細胞蛋白質，這是身體組織在受傷或手術後，被汰除的壞死組織。

尿液排除體外時是無菌的，但其成分包括酵母菌、有機化學物質與未被吸收的營養補充劑與藥物殘餘物。

皮膚

皮膚是你身體最大的器官，共有三層，每一層各有其功能。最外層是表皮層，包含壞死與垂死的細胞，其底部每個月會長出新的細胞汰舊換新。表皮層保護你不受微生物侵入，而且藉由加深保護物質黑色素的顏色，防止太陽紫外線的傷害。

最裡層稱爲皮下層，包含脂肪，可隔絕身體並保護內部器官不受震擊。

中間的一層稱爲眞皮層，包含血管、毛囊、神經與特殊的感覺細胞、肌肉、皮脂腺與汗腺。汗腺包含水分、鹽分與血液收集來的廢棄物，可從皮膚的毛孔或毛囊排除。

血液循環不好、營養不良或身體無法順利從糞便與尿液排毒，會導致汗腺分泌毒素。皮膚也會對某些植物、化學物質、藥物、蟲咬或食物產生過敏反應，使皮膚起紅疹，這些紅疹有的有液體，有的則沒有，有的奇癢無比，有的則不痛不癢。

精液

身體運用各種機會來大掃除，精液也是另一個排除細菌、病毒及其他不想要物質的工具。有毒的精液會影響沒有做好保護措施的婦女的健康。例如，一些波灣戰爭老兵的妻子指出，她們的子宮頸抹片檢查持續呈現異常，直到丈夫使用保險套後，才開始正常。

月經

就像男性用精液排毒一樣，女性則用月經。月經是淘汰新陳代謝副產品、死細胞及其他廢物很方便的工具。

毒素過量的徵兆

當你減肥時，儲存在脂肪細胞裡的物質被排到淋巴，進入血液，在肝臟進行生化方面的轉變，之後不是轉送到腎臟經由尿液排除體外，就是運送到小腸，然後從大腸以糞便排除。

這些系統要是負荷過度，就會產生過量的毒素，導致不適的症狀如：搔癢、皮膚起疹子、放臭屁與糞便臭氣沖天、呼吸不順暢、關節痠痛、疲勞，以及數十種其他在本書導言中所列出來的症狀。如果你只注意這些層出不窮的症狀，一輩子都會浪費在應接一個又一個症狀，而永無寧日。只有從造成問題的根源著手，才能一勞永逸除百病。

參考文獻

❶ Christopher Hobbs, *Natural Liver Therapy* (Santa Cruz: Botanica Press, 1995), 1.
❷ Deepak Chopra, M. D., *Perfect Digestion* (New York: Harmony Books, 1995), 30.

4. 傷害——測量毒性的量

真理只站在上帝一邊，還有一點點我這邊。

——猶太人格言

人常在真理前跌跌撞撞，多數人跌倒後多自己站起來，匆忙離開，好像什麼也沒發生過。

——溫斯頓・邱吉爾

閣下一定從報上讀過有人自覺身心健康，但在慢跑時突然心臟病發斃命。這樣的悲劇對其家人來說，自是哀痛欲絕。而我們旁人則感震驚錯愕，他們怎麼會對自己身體處在這麼危險的狀況毫無自覺呢？

阿肯色州脊柱按摩醫師泰德・摩特二世（M. Ted Morter, Jr.）指出，「感覺很好」與「眞的健康」不盡相同。❶摩特意思是，這些在運動時暴斃但看似身體健壯的慢跑者，可能並不瞭解他們身體的眞實狀況。

摩特在《你的健康，你的選擇》（*Your Health, Your Choice*）一書中，列出一個簡單的測試，你只要用一小張特殊的試紙以及少許的尿液樣本，就可以知道你是否能從事劇烈的運動，還有你是不是眞的健康。接下來，你會學到如何自己做檢驗，以及分析檢驗結果。

本章還列舉其他幾種檢驗方法。這些檢驗可幫你瞭解自己的健康狀況。有些檢驗很簡單且不需花錢，有些則要你投入多一點且花費較高。

什麼檢驗非做不可？

當你跟保健人員討論在你進行排毒計畫前，必須做什麼檢驗時，以下是幾個你們可以討論的重點：

1. 此檢驗可提供我什麼重要的訊息，而且是無法從任何其他檢驗得到的訊息？
2. 此檢驗結果能否改變我的排毒計畫？
3. 沒有做這個檢驗就用我自己設計的排毒計畫實驗幾個禮拜，會不會危害我的健康？

自我檢驗

pH值

什麼是pH值？

你體內的pH值很容易受食物影響，就發生奇妙的變化。它影響你胃裡鹽酸的量、心跳的規律、劇烈運動安不安全、肝臟、腎臟與腸胃運作是否良好、骨骼的力量、以及你身體是否容易罹患慢性與對生命有危險的疾病。這也是摩特建議可立即讀出你健康狀況的檢驗。

pH值一詞意指「氫離子濃度指數」，代表溶液酸性與鹼性的相對量表。此量表從0到14，7代表中性。水是中性。刻度從1到6.9是酸性。數字愈低，溶液酸性愈高。食用醋是酸性。你胃裡的消化液也是酸性。胃酸的pH值約是在1到3.5之間。刻度從7.1到14是鹼性。數字愈高，鹼性愈強。小蘇打是鹼性。血液的pH值維持在7.35至7.45間，也呈微鹼。胰臟的鹼性甚至更高，約在8.0到8.3之間。

pH量表是呈對數成長，意指每個數字比前一個數字要高出十倍。pH值3比pH值4要酸十倍，比pH值5要酸一百倍，因此數字稍有差異，例如從7.3到7.4，事實上就有很大的差異，而且會導致你身體機能出現重大改變。

身體不同部位的pH值

離開肝臟時的膽汁	7.10－8.50
膽囊裡的膽汁	5.50－7.70
血液	7.35－7.45
十二指腸（大腸）	.20－8.20
糞便	4.60－8.40
胰臟液	8.00－8.30
唾液	6.50－7.50
脊髓液	7.30－7.50
胃酸	1.00－3.50
尿	4.80－8.40

正常的pH值範圍

上面是體內正常的pH值範圍例子。❷注意除了胃以外，其餘都是微鹼性。胃是強酸性。

為什麼pH值很重要？

你體內的細胞、酶與其他生物系統的作用端視酸性與鹼性的微妙平衡。身體的液體偏向弱鹼。尤其，血液的pH值一定得維持在7.35到7.45之間。不管什麼原因造成血液的pH值掉到6.8以下，或超過7.8以上，此

人便危在旦夕。❸

身體細胞僅僅在維持生命的過程就會產生酸性，你可能過酸的情形遠超過你可能過鹼。事實上，摩特稱負面思考是「你身體頭號製酸高手」。不過，由思想以及維持生命過程產生的酸性可輕易透過肺部，由二氧化碳排除掉。

最有問題的是由肉類、乳製品、蛋與穀類等富含蛋白質飲食所產生累積的酸性。這些食物在消化後，藉由留下一種稱爲灰的酸性殘餘物，增加你體內的酸性。這種酸灰在被能中和酸性的礦物質如鈣、鎂、鉀與鈉中和後，需經由腎臟與腸子汰除。上述礦物質能與碳酸氫鹽結合，經由生物化學的方式護送酸灰離開身體。

加州天然療法醫師理查・安德森（Richard Anderson）在《清潔淨化你自己》（*Cleanse and Purify Thyself*）❹一書中，列出好幾種我們會缺乏這些重要礦物質的方法，包括情緒壓力、飲食過量、遭細菌、寄生蟲、酵母菌與其他微生物感染、金屬中毒（如補牙用的汞）、以及環境污染。缺乏礦物質表示你身體汰除酸性物質的過程，跟不上製造酸性的過程，細胞處在酸性的環境太久，最終將導致身體細胞功能失調，致使骨骼變軟、關節痠痛、身體肌肉緊繃且疼痛，以及心跳不規律。

劇烈運動也會產生酸性。如果一名慢跑者先吃下產生酸性的食物，然後再運動，運動時有可能產生超過身體所能負荷的酸性，累積到某個地步，當身體完全無法運作，就會斃命。在這些極端的案例中，不光是食物或是運動本身就會令慢跑者喪命，但如果發生在沒有適當鹼性庫存的人身上，二者的綜合就足以要人命。❺

檢驗pH值必備的東西

以下是檢驗pH值必備的東西：

1. 筆或鉛筆。
2. 有畫線的筆記本。
3. pH值試紙，且以每增加0.2爲單位，範圍在5.5到8.0間。
4. 一顆新鮮的檸檬。
5. 兩天份的麵、麵包、肉、核桃、玉米、魚、飯與扁豆。

注意：記住pH試紙一個整數就比下一個整數的鹼性要高十倍，這意味從一個整數到下一個整數的改變，是很大的變化。因此，要確定你買的試紙以每增加0.2爲單位，範圍在5.5到8.0

之間，這樣才能迅速顯示pH值因飲食而發生的變化。

如何測量你的pH值？

尿液

尿液含有從身體細胞而來的殘餘物，而身體細胞則經過二十四小時消化並吸收當天食物的營養。你會發現你尿液的pH值今天與隔天不同，這得視你的飲食而定。在做尿液pH值檢驗時，要每天早上一起床就做。經過至少五小時睡眠後，用杯子收集你晨起的第一泡尿，然後將一小張（一到一點五英寸）pH值試紙放進尿中。將沾溼的試紙顏色與包裝盒上的圖表相對照。將結果記在筆記本上。

唾液

你的唾液是另一個測量pH值的重要指標。它直接告訴你身體細胞所處的環境。唾液的pH值沒有尿液的pH值改變那麼迅速，因此你可每隔兩或三周測試唾液的pH值。然後記錄在你的筆記本上。

如果你不喜歡將滿是化學味道的試紙含在舌下，不妨將口水吐到湯匙上，再沾pH值試紙進行測試。如果你很健康，唾液的pH值至少有6.8，但根據摩特的說法，對美國人來說6.2就算正常。

觀察你的pH值

摩特建議下列收集資料的方式，以便你評估身體眞正的健康狀況：

1. 在用畢一般晚餐以及睡前點心，然後至少在夜間睡五小時後，晨起即採取你的唾液pH值做爲判讀的基礎。用pH值試紙沾取你的唾液，接著在筆記本上寫下判讀結果，並註明「飯前」以及測試日期。
2. 記錄尿液pH值的判讀基礎，並在筆記上不同欄記下數字以及日期。
3. 在吃完早飯後約四分鐘，再做一次唾液pH值測試，然後記在你的筆記本並註明是「飯後」。
4. 做檸檬測試，如安德森在《清潔淨化你自己》一書中描述的。在沒有吃東西至少兩小時後的任何時刻，進行唾液測試。在筆記本記下「檸檬測試——前」。將半個檸檬的汁液擠到幾盎司開水中。喝下。等幾分鐘，然後再次測試你的唾液pH值。將結果記在「檸檬測試——後」一欄中。

5.連續兩天只吃形成酸灰的食物。不准吃水果或蔬菜。在進行測試的兩天時間內，只能喝水。不能喝果汁、酒精飲料、蘇打汽水或咖啡（如果太難受，限制自己一天只能喝一杯咖啡）。

6.在只攝取形成酸性食物後的第三天早上進行尿液測試。將結果與日期記在筆記本上。

分析pH值結果

你想瞭解的是，你身體能中和酸性的礦物質是否儲存足夠。礦物質庫存能讓你的血液呈微鹼性，適得其所。

尿液

5.5—5.8：在攝食兩天的酸灰食物後，你尿液的pH值應在5.5到5.8間。這是因爲兩天只吃製造酸性的食物理應製造出很強的酸灰，而且還已酸到如果不中和，將傷到你的尿道。然而，能中和酸性的礦物質呈微鹼性。結果是強酸灰加上微鹼性礦物質，仍是一種酸灰，但中和過的酸灰已弱到無法傷害尿道。

6.0—8.0：如果你沒有儲存足夠的鹼性礦物質，身體將會用氨（阿摩尼亞）來代替中和酸灰。氨屬強鹼。強酸灰與強鹼的氨結合，結果是尿液的pH值呈強鹼。pH值數字愈高，代表鹼性愈強，意指氨氣愈多，可用來中和酸灰的礦物質愈少。你的pH試紙顏色會很深，而且你的尿液聞起來有阿摩尼亞的味道。

注意：當你吃很多水果與蔬菜，你的尿液也會呈鹼性，而且pH試紙顏色也會很深。這是身體有足夠礦物質庫存的健康徵兆。只有當連續兩天攝食酸灰食物後，pH值仍呈鹼性，才是礦物質不足的徵兆。

唾液

健康唾液的pH值至少有6.2，理想是6.8。吃完飯後，你會看到pH值增加。這顯示體內正在使用儲存的礦物質。即使你的唾液pH值低於6.2，如果飯後pH值增加，表示你體內仍儲存有足夠的礦物質，但是你最好在日常飲食增加攝取蔬果，增加你基礎唾液的鹼性。否則，因爲鹼性唾液是消化碳水化合物的開端，如果你的唾液不是健康的鹼性，你勢必無法充分消化碳水化合物。

如果你的唾液pH值飯前飯後都一樣，表示你需要補充礦物質，而且在沒補充好前，不要劇烈運動對你比較安全。

摩特形容飯後唾液pH值不升反降的人，可能不只是飲食的影響。這樣的人讓他的思想與情緒控制他的健康狀況。前面曾提過，負面思考是酸性的主要來源，必須被化解且處理得當，才能保護自己不受疾病侵擾。你不可能成天活在恐懼、憤怒或不滿的情緒中，又能保持身體健康無礙。

至於檸檬測試呢？在經過檸檬測試六分鐘後，你的pH值在7以上，表示你身體還有些鹼性庫存，而且數字愈高，儲存的礦物質愈多。如果你的pH值結果低於7，你可能得處理任何會降低你pH值的情緒壓力、檢查是否有發炎感染的情況並接受治療、將你的毛髮拿去分析是否帶有任何重金屬毒性，並在日常飲食中增加果蔬的攝取，以累積你的鹼性礦物質庫存。

影響pH值的其他因素

以下是除了酸性食物、重金屬、壓力與感染外，其他可能導致酸性pH值的因素：

1.腎臟疾病或其他腎臟機能失調
2.呼吸短促
3.位處高地
4.肺部因吸菸或其他因素受損

pH值判讀與排毒計畫之間的關聯性

安德森寫道：「任何清淨身心的形式都會耗掉一個人儲存的鹼性庫存」，這也是為什麼他很堅持，參加他「復甦與光采」（Arise and Shine）排毒計畫者（詳情見第13章），要先做

pH值測試，而且言明在先，要有足夠的鹼性庫存才能參加他的排毒計畫。

吃出較高的pH值

流失的礦物質可僅僅只是改變你的飲食方式，就能補充回來，所以應多攝取水果與蔬菜，少吃肉類、乳製品與穀類。

摩特解釋，你多吃水果與蔬菜後，起初你尿中的pH值會下降。別灰心。在pH值降到5.5後，將會回升，而且你會覺得身體有起色。這樣的改變是你體內的有機鈉變多，讓身體能用鈉來取代氨中和酸灰。

摩特認為：「當你開始攝取很多鹼灰食物，你尿中的pH值會從7.0降至6.4與5.5間，你會覺得身體好多了。當你吃的全是鹼性食物時，你尿中的pH值開始上升至6.4與7.0間，你會覺得你變健康了。」❻

糞便

你的糞便跟尿一樣，是你內在健康一個很好的指標。這個禮拜花些時間仔細觀察馬桶中的糞便。下列指標能幫你解讀你所看到的：

1. 飄得起來嗎？

❏有足夠纖維的糞便會飄浮在水中。

2. 是何形狀與質地？

❏健康的大便很容易解出來，有形，軟硬適中，而且不會殘留在肛門上。

3. 量怎樣？

❏吃傳統高纖食物的非洲人，其大便的量比吃精緻食物的西方人多。

4. 產生大便所需的時間？

❏健康的人糞便通過小腸與大腸的時間，慢到足以讓營養素充分被吸收，並製造維他命B群與維他命K（十小時以上），但又快到足以防止便秘、頭痛、痔瘡與結腸癌。要測試產生大便所需的時間，不妨吃甜菜，然後注意多久會解出帶紅色的大便。

醫事檢驗所檢驗

為什麼要做檢驗？

從你自己做的檢驗，你注意到有些症狀，你可能懷疑身體有過量的毒物並需要好好的大掃除。是不是有科學的方法能讓你瞭解你有多需要排毒？有的！醫事檢驗所提供的檢驗，可向你與你的保健人員證實，你是不是眞的需要排毒。檢驗所檢驗項目五花八門，包括驗血、尿、唾液、糞便、肌力或甚至分析你毛髮的重金屬含量。

我們來玩扮家家酒

在你透過這些特殊檢查以瞭解你是否需要排毒之前，讓我們假定你瞭解這些檢驗在檢驗什麼。以下是一則簡短的故事，以非科技的用語，來形容第一階段與第二階段排毒代謝途徑的過程（在第2章已介紹過）：

讓我們想像房間地板上散置一些棒子、不同尺寸的塑膠片與小輪子。你赤腳走在這些零散的東西上，這樣不只會受到傷害，也會因失去平衡而跌倒。爲防止進一步傷害，你撿起一紙說明書，依照上面的步驟，組合這些零散的玩具零件。結果你做出有著利牙的可怕玩具鯊魚。很多玩具零件都用在組合鯊魚上，現在你比較不會踩到東西了，但鯊魚卻開始動起來！鯊魚的嘴巴強而有力，牙齒尖銳。天啊！爲防止受到玩具零件的傷害，你製造出一個更危險的怪物來。玩具鯊在房間裡到處追著你。這就像是第一階段排毒過程。

接下來，在你逃避鯊魚追趕，在房間跳上跳下且迂迴穿行之際，你拿起更多的玩具零件，將鯊魚改裝成卡車。卡車安安靜靜留在原地不動，但從鯊魚到卡車，你已用光散置在地板上的玩具零件。這就像是第二階段排毒。

以下是用科技術語的解釋：當肝臟碰到一種毒素，這時叫做細胞色素P-450混合功能氧化酶的一組酶就開始提高警覺。不同的毒素會激刺不同的酶發生作用。被啓動的酶會趕到毒素前，釋出氧分子到毒素的內部構造，以中和毒性。這個過程稱爲氧化過程。不幸的是，這個過程常無法完全消除毒素。而且往往產生更多的有毒「中間產物」，一如我前面所描述的鯊魚，需要經過第二階段排毒才能汰除中間產物。如果第二階段排毒需求超過身體負荷，或是肝臟生病，或營養不足，無法確切執行第二階段排毒，中間產物堆積起來，可能比未排毒前對身體的傷害更大。

第二階段排毒是透過由酶與營養素的作用，採取任何六個不同的「代謝途徑」，一步接一步控制有毒生化物質的構造。爲了中和某種生化物質，這些酶與營養素可能一次只用一種代謝途徑，或是一次不只用一種。這些代謝途徑包括：硫酸化、葡萄糖苷酸化、穀胱甘肽接合作用、乙醯化、甲基化與甘氨酸化。

檢驗原則

檢驗所檢驗肝功能與排毒系統的一個基本原則是，每個人都能經由不同的代謝途徑，以獨特、遺傳來的能力排毒。例如，你可能天生硫酸化作用就比你自己的哥哥差。如果你們吃一樣的食物，你可能還是沒能攝取足夠含硫的

檢驗背後的原則

1. 每個人都具有天生遺傳來的排毒能力。
2. 排毒的能力愈好，就愈少過敏、氣喘、感染與藥物副作用等症狀。
3. 藉由補充特別的營養素，可影響第一階段與第二階段排毒途徑，並彌補遺傳上的缺陷。
4. 藉由查出過敏原與容易刺激身體的物質，幫助身體避免能避免的，再藉由減少身體的有毒物質，幫助身體處理那些無法避免的。

食物，讓你順利進行硫酸化排毒途徑。

比家族差異還讓人訝異的是，各民族間的遺傳差異。營養生化專家傑佛瑞・布蘭德（Jeffrey Bland）指出，愛爾蘭人比中國人容易代謝酒精，因為愛爾蘭人有更多的醛脫氫酶。中國人因為缺乏這種酶，喝起酒來比愛爾蘭人容易臉紅且不勝酒力。

另一個檢驗原則是發現功能不足時，可用營養補充劑來解決問題。例如，維他命B、C、E與維生素P，可增進細胞色素P-450酶在第一階段的排毒作用；抗氧化劑穀胱甘肽與半胱氨酸能增進第二階段排毒的接合反應。

肝功能

肝臟排毒的功能性分析

你的肝臟是否克盡其職將有毒物質排除體外？要回答這個問題，你須找出下面三個問題的答案：你在第一階段是否能有效排毒？你在第二階段是否能有效排毒？你的肝臟能否迅速排除第一階段產生的副產品，或你第二階段排毒太慢，乃至第一階段產生的毒素累積起來？

肝臟排毒的功能性分析，可藉由水陽酸、醋氨酚與咖啡因來測試，並以檢驗尿液、血液與唾液來測量肝臟的反應。

唾液

咖啡因激發測試

由於咖啡因能促使很多細胞色素P-450酶活躍起來，可用咖啡因來測試你身體在第一階段排毒時，細胞色素P-450酶清除唾液中的咖啡因功能好不好。唾液中的咖啡因愈少，你身體的酶的排毒效率愈高。

尿液

苯酸鹽激發測試

吃下一些苯甲酸鈉（一種普通的食物防腐劑），以便測量體內第二階段甘氨酸接合途徑。當肝臟第二階段接合途徑開始發生作用，會製造出一種稱爲馬尿酸的副產品。經由檢驗所檢驗可知你尿中的馬尿酸的量有多少。馬尿酸量愈多，你排毒功能愈強。

如果這項檢驗顯示你甘氨酸接合能力不足，你可服用甘氨酸以增加體內庫存。

退熱淨激發測試

止痛藥退熱淨（acetaminophen）也可用來測試第二階段接合作用的強弱。退熱淨共使用三種排毒途徑。第一種是最重要的排毒途徑，由第一階段細胞色素P-450酶起氧化作用開始，這時酶會製造出毒性非常強的中間產物稱NAPQI。如果NAPQI無法由第二階段接合途徑的穀胱甘肽排毒的話，會損傷肝臟細胞並毒害你的神經系統。服用過量退熱淨的人會發生這種狀況。他們服用太多的退熱淨，耗盡穀胱甘肽的庫存量，並留下NAPQI毒害他們。當有足夠的穀胱甘肽中和NAPQI時，就會變成一種無害的生化物質稱爲**acetaminophen mercapturate**。除了第一階段與穀胱甘肽途徑外，退熱淨還可由第二階段兩個途徑排毒，亦即硫酸化與葡萄糖苷酸化。

退熱淨激發測試是測量尿中這三種排毒途徑產生的副產品的量。

如果你沒有服用退熱淨來鎮痛，這種退熱淨激發測試對你有何意義嗎？有的！此測試可顯示你身體進行硫酸化作用、葡萄糖苷酸化與穀胱甘肽接合能力的強弱。尤其硫酸化可用來解除多種不同荷爾蒙與藥物的毒性，包括動情激素、甲狀腺劑、類固醇與酒精。如果你是服用動情激素來補充荷爾蒙的婦女，但你身體接合硫酸的能力很有限，因此你中和動情激素的能力也有限，這時會怎樣？你可能會有累積動情激素的問題！如果你是服用長壓錠促進毛髮生長的男性呢？如果你不希望服用此藥過量產生副作用，你需要有足夠的硫酸量來進行第二階段的排毒。這可由退熱淨激發測試結果得知。

如果測試結果顯示你有硫酸不足的情形，你可補充富含硫酸的食物，如大蒜、洋蔥、花菜、芽苷藍、高麗菜與花椰菜，同時服用硫酸鎂或硫酸鈉補充劑。如果你需要增進你穀胱甘肽的接合作用，你可服用鋅、泛酸或甘氨酸補充劑。如果你的穀胱甘肽量太少，你可服用醯辛酸、半胱氨酸或藥品Z—乙醯半胱胺酸，或靠吃十字花科蔬菜（如芽苷藍、高麗菜、花菜與花椰菜）。

阿斯匹靈激發測試

阿斯匹靈（水陽酸）由肝臟解毒，是按照三個不同途徑，製造出三種不同的副產品。大部分的阿斯匹靈是由第二階段接合作用的甘氨酸化中和，最後製造出無毒的水楊酸甘氨酸產物。有些阿斯匹靈被第二階段不同的接合作用中和，最後製造出水陽基葡糖苷酸產物。部分則是由第一階段的細胞色素P-450酶反應解毒，最後製造出某些氧化產物。你尿中含的這些不同副產品的量，可顯示你身體用第二階段兩個排毒途徑解除阿斯匹靈毒性的能力好壞。

吡咯紫質沈著症

如果你是一名婦女，常解出暗紅色的尿，或是在陽光下曝曬皮膚易起水泡，極有可能你有吡咯紫質沈著症的問題，這是一種肝臟分解紅血球細胞能力異常的情形。參見第六十三頁曝露於化學物質測試的「吡咯紫質沈著症」部分。

有機酸

你代謝蛋白質、脂肪與碳水化合物的情形好不好？你是否因缺乏維他命B而有情緒方面的問題？你是否因神經傳導素不平衡造成心情起伏不定？你是否備齊所有所需的肝臟酶，你的腸子是否運作良好？你有無吡咯紫質沈著症？這些問題可從檢驗尿液中的有機酸得知。

檢驗有機酸還能看出某些揮發性有機化合物分解後的最後產物。例如，甲苯與二甲苯被肝臟分解成甲基馬尿酸鹽與馬尿酸鹽，因此如果在尿中發現這些化合物，意味你可能曝露於大量的甲苯與二甲苯中。即使你尿中這些化學物質的代謝物在正常範圍內，你有可能因對這些普通的溶劑特別敏感，僅僅只是曝露在其中就罹病。

血液

肝臟

當肝臟特別的酶飆到超過正常標準以上，肝臟可能遭毒素破壞。當名爲鹼性磷酸酶的量過高，也就意味著肝臟細胞受損。

其他危險信號

肝功能異常其他可能的情況還包括膽固醇過高或過低、過高的蛋白質總量與過高葡萄糖量。膽固醇、蛋白質總量或葡萄糖量超高，也可能與肝臟功能異常無關，因此要從所有的症狀與其他檢驗結果來評估。

曝露於化學物質中

如果我們活在伊甸園裏，吃著有機食物，還有完好無瑕的天空與淨水，我們的身體仍需保護自身避免遭受兩種不同的外來攻擊。第一種是遭受細菌、病毒、酵母菌、黴菌與眞菌攻擊。第二種是體內代謝廢棄物有害的積累，這是由數百萬種生化反應作用與身體細胞組織分解、堆積、重組與更新而來的物質。不幸的是，時至今日，我們要對付的不只這兩類問題。值此二十世紀末、二十一世紀初，工業化學物質可能是我們排毒系統的頭號殺手。

血液

碳氫化合物溶劑篩檢

血液檢查可顯示是否曝露於過多的碳氫化合物之中，碳氫化合物是來自汽油、瓦斯或煤的化學物質。汽機車廢氣、汽油、瓦斯爐與暖爐、殺蟲劑與很多消費產品都含有碳氫化合物。

揮發性有機化合物

一項針對偏苯三酸酐（TMA）的檢驗可測得一些最常見的揮發性有機化合物，包括苯、酚、甲苯與苯乙烯等。桃麗絲・羅普（Doris Rapp）醫師指出，在你曝露於新地毯、天花板隔熱材料、或參觀印刷廠後生病好幾個月後，你體內產生的TMA抗體的量可能仍很高。❼

另一個血液檢驗稱綜合揮發性物質篩檢試驗，可測得芳香的含氯物質所含的揮發性有機化合物。

甲醛

當有致癌危險的甲醛受到氧氣進逼（名爲氧化過程），會產生甲酸。測量甲酸的量可顯示你是否曾是癮君子、或與癮君子一起生活、或在菸霧繚繞的環境下工作，因爲吸入香菸是造成甲酸量異常高的原因。

吡咯紫質沈著症

吡咯紫質沈著症是因肝臟缺乏分解紅血球細胞所需的酶，導致稱爲吡咯紫沈著劑的生化物質，在身體組織累積過量。症狀包括腹痛、腳抽筋、肌肉無力、對氣味過敏、對陽光極度敏感、臉部有色素形成、貧血症與精神方面的問題。這種疾病多發生在女性身上，而且可能被誤診爲纖維肌痛或矽膠隆乳的後遺症。

吡咯紫質沈著症可能是遺傳疾病。但也可能因使用精神病藥物、感染、速成減肥以及曝露於化學物質及其他毒物而來。如果經血液與尿液採樣二十四小時後，吡咯紫質沈著劑仍很高，就可準確診斷出來。如果此疾由遺傳而來，不正常的酶會維持穩定，但如果是對化學物質過敏的案例，量會隨著曝露於化學物質的狀況而改變。

免疫功能

你的肝臟或許能輕鬆地解除看得到的每種化學物質毒性，但你仍需要健全的免疫系統做後盾，不然你可能脆弱得有如一隻失去羽翼的鴿子，在第一個肉食動物出現時就會遭到攻擊。

血液

白血球細胞數量

一般驗血即可看出你的白血球細胞總數，有助分辨是細菌感染或濾過性病毒感染，並能區分是對化學物質過敏反應或是身體有病毒感染（白血球數量多於五千意味病毒感染）。白血球細胞是你的自衛隊。白血球包括B細胞、T細胞及其他特殊細胞，能辨識、攻擊、摧毀並吞噬身體視為敵人的外來物。當這些免疫細胞忙於攻擊並沒有真正危險的過敏原時，你的防衛力量就會被削弱，當真正有危險的侵入物來臨時，你的免疫系統就無法發揮實效。

B細胞

B細胞是在淋巴結、消化道、脾臟與骨髓中的特殊淋巴細胞。B細胞製造抗體。不管何時有東西進入你體內，免疫系統認出「不是你」者，就會製造抗體。這可能是病毒、細菌、花粉或貓的皮屑、一塊比原先大塊的小麥，或任何數千種其他的「侵入物」。

身體為每一種侵入物製造出一種抗體對付，一旦抗體存在，下次當此入侵物出現時，就能更快發生作用並附著在入侵物上。這也是為什麼過敏反應在經過一段時間後，反應往往加劇。

T細胞

有足量的T細胞不但對保持健康很重要，也是活命的重要關鍵！身體有好幾種T細胞。其中一種名爲「天然殺手細胞」，能發現並殲滅癌細胞。如果你身體充斥過量的環境毒素，天然殺手細胞的數量就可能很少。

另一種T細胞是T抑制細胞，也稱之爲T5細胞。這些白血球細胞能阻止B細胞製造抗體。工業化學物質如甲醛與殺蟲劑會阻止T抑制細胞控制B細胞。發生這種情況，你的身體會在沒有必要的情況下，製造太多種抗體，讓你變得對環境過度敏感，出現呼吸器官不適、消化疾病、皮膚問題、關節疼痛或頭痛、或對植物、動物或二十世紀生活中的毒素起過敏反應。

癌症病患與愛滋病患者問題剛好相反。他們有太多的T抑制細胞，結果反而摧毀自身的防衛系統。因此，健康是T細胞與B細胞適當平衡的結果。

營養標準

如果你只用細沙與稻草蓋房子，不可能蓋出牢固的房子來。不管你提供身體的燃料與建材是什麼，你吃的食物、飲用的水，都是身體細胞得以製造、成長與修補的來源。

味覺

測量鋅的狀況是很簡單的檢驗。鋅對身體功能正常運作很重要，舉凡性腺、健康的皮膚、心血管狀況、免疫系統的刺激、基本脂肪酸代謝、傷口與骨折癒合、身體正常成長、預防蛀牙、毛髮健康、好胃口，與良好的味覺與嗅覺，都與體內的鋅有關。

「改變基因」公司（Metagenics）提供一種檢驗鋅的方法，這是用以蒸餾水為主的硫酸鋅液來測試。為瞭解你體內鋅的狀況，先將兩匙溶液含在嘴裡至少十秒。如果你能嚐得出此液體來，你可能不需要鋅。如果你無法嚐出來，或是較遲才嚐出來，你可能需要更多的鋅。

血液

酶

特別的酶幫助特別的營養素完成排毒的任務。藉著測量血液中酶的量，你可找出什麼營養素有效率，什麼無效。

例如，穀胱甘肽過氧化物酶在排毒過程中，測量硒的效率。紅血球細胞酶轉酮醇酶測量維他命B_1（硫安素），穀胱甘肽還原酶測量維他命B_2（核黃素）。甲基丙二酸測量維他命B_{12}的量，1—N—甲基菸草醯胺測量維他命B_3（菸鹼酸），亞胺甲基穀氨酸可顯示是否缺乏葉酸，還有穀胺酸丙酮酸鹽轉氨基酶，另一種紅血球細胞酶，可發現維他命B_6（維乙六素）在排毒過程的效率。

維他命B_6則是有趣的例外。你可能測出維他命B_6真的很高，但仍有問題。環境衛生專家雪莉·羅傑絲（Sherry Rogers）指出❽，維他命B_6的量異常高可能意指無法將B_6轉換成吡哆醛—5—磷酸，這是一種允許身體使用維他命B_6的酶。果真如此，你需要吡哆醛—5—磷酸補充劑，而非B_6補充劑。對化學物質敏感的人，也需要吡哆醛—5—磷酸補充劑，而非補充維他命B_6。

營養素

藉由測量血液中自由基作用的副產品，能發現抗氧化劑如維他命A、C、E以及抗氧化劑助酶的狀況。此外，還有礦物質如鎂以及參與第一階段和第二階段排毒途徑中所有的維他命B群，如果血液中缺乏這些營養素，表示你排毒能力不足。

通常，健康不只是看個別營養素的狀況而已，還與某種營養素與另一種營養素的比例有關。例如，鋅與銅的比例以及鈣與鎂的比例非常重要。還有，身體別處的細胞與組織可能有也可能沒有缺乏營養素，因此血液檢查有誤讀的可能。因此，在判斷是否缺乏某種營養素時，最好將你身體不適的症狀與驗血檢查出某營養素偏低可能發生的症狀做一比較。如果二者相符，有可能此檢驗眞的顯示出你需要做些修正。

例如，如果你的血液檢查顯示你身體中的鋅量太低，而且你又不是很能嚐出食物的味道，因此常在菜上加香料、辣椒醬、鹽或蕃茄醬，指甲下方又有白指甲、傷口要很長的時間才能癒合，這就表示極有可能你眞的需要補充鋅！

這方面最好的資料來源包括麥可・穆瑞（Michael T. Murray）著的《營養補充劑百科全書》（*Encyclopedia of Nutritional Supplements*）與卡洛琳・魯賓（Carolyn Reuben）著的《抗氧化劑：完全指南》（*Antioxidants: Your Complete Guide*）。

氨基酸

血液檢驗還可幫助你瞭解氨基酸的量。氨基酸的量不平衡會影響你的情緒狀況與整體健康。氨基酸用在一般大腦功能與排毒過程。兒童的學習障礙與行爲問題，有時與氨基酸的量不正常有關。

氨基酸與某些維他命與礦物質有增效作用。做完氨基酸檢驗後，好的檢驗所應建議以攝取其他特別的營養素，來治療氨基酸缺乏症。

想進一步瞭解氨基酸，可參考艾瑞克・布雷佛曼醫師（Eric R. Braverman）等著的《有療效的內在營養素》（*The Healing Nutrients Within*）一書。

尿液

鎂

先喝下口服鎂劑，然後測量尿液中排出的鎂量，就能發現你體內的鎂是否能有效幫助排毒。檢驗鎂的負荷量能正確反映細胞真正需要鎂的量是多少。❾

如果你排出的鎂夠多，這顯示你細胞有足夠的鎂，你不需要更多的鎂。如果你尿液中的鎂太少或根本沒有，表示細胞對鎂的需求很大。鎂的量如果太低，可能導致痙攣、劇痛、身體各處肌肉抽搐、心律不整、視力問題、消化不良、頭痛、暈眩、焦慮，甚至過動行為。

腎上腺功能

腎上腺狀似大力水手的三角肌，垂在每個腎的上方。腎上腺分泌出來的腎上腺素，一旦流進血液，刺激器官，其作用就像神經系統處於壓力下，會讓全身戒備起來，全力以赴處理危機。當腎上腺荷爾蒙流入血液，會增加身體的新陳代謝速度（你消化食物與燃燒能量的速度與效率）、心跳、消化速度。腎上腺素還藉由繃緊血管周圍的肌肉，使血壓上升。

每個腎上腺的表層會分泌荷爾蒙到血液中，包括腎上腺素、醛固酮與男性性荷爾蒙。腎上腺素將碳水化合物、脂肪與蛋白質分解成有用的營養素，還能增加血液中的糖分與細胞中的葡萄糖與氨基酸，並減少身體的壓力反應。醛固酮可預防過多的鈉從尿中流失，並控制血液中電解質的平衡（身體用來維持酸鹼度平衡的有機礦物質）。男性性荷爾蒙的作用類似男性荷爾蒙睪丸脂酮，可影響肌肉、骨骼的發育與身體毛髮的生長。

唾液

腎上腺素檢驗

只要在二十四小時內，選四個不同的時間，在舌下含消毒棉花，然後將每塊棉花放進不同的小瓶子中，由檢驗所檢驗唾液樣本中的腎上腺素量，可得知你每天腎上腺素的高低量。

正常狀況下，腎上腺素量最多是在早上，夜間量最少。如果你檢驗的結果不是情形剛好相反，或是在任何時間都高出標準，意味你的腎上腺需要做調整。壓力過重的生活會造成壓力過重的腎上腺，而壓力負荷過大的腎上腺會導致不同的身心疾病。

過敏

70％的過敏症來自遺傳。其他則代表你的肝臟無法運作良好。不管是哪種情形，都表示你的免疫系統在區分何者爲敵，何者爲友方面，有待改善。

皮膚

擦刮測試與放射變應原吸附試驗（RAST）

有過敏症的人可能很熟悉刺激測試，這是用特殊的毒物稀釋劑擦刮在皮膚表面，或是經皮下注射，之後如果在測試的地方出現小疙瘩（紅色、圓形突起的反應），意指對此物質產生抗體反應，測試呈陽性反應。然而，這項測試通常用相同的劑量注射到每個人身上。有時有些人即使眞的對此物質過敏，也沒有產生反應。因爲他們需要更強的劑量，身體才有反應。

RAST用來測量血液中的抗體反應，但此測試也可能發生假的陰性反應，因爲此測試找尋一種稱爲免疫球蛋白E（IgE）的抗體，適用空氣傳播的過敏原如灰塵、動物的皮屑、黴菌與花粉。不巧的是，絕大多數的食物過敏原含有不同的抗體免疫球蛋白G（IgG）。IgG反應通常較遲，在吃下過敏食物後，要一個小時到三天才會發作。

連續終點滴定分析法（SET）

SET測試是尋找對灰塵、黴菌與花粉萃取物起過敏反應的最低劑量。經由皮下注射，連續測試過敏原，一次比一次加重劑量，直到你在皮膚測試部位起紅腫反應爲止，最後找出令你起反應的稍低劑量，而這就是你身體能容忍過敏的最大限度。醫師會用此劑量幫你注射，以幫你減敏。

刺激／中和測試

刺激／中和測試用在測試化學物質與食物過敏症方面，以逐漸增加劑量的方式，將疑似過敏原的東西每隔十分鐘注射到皮膚的表層。如果測試部位出現紅腫，或是發生不舒服的狀況，如氣喘、頭痛、任何地方疼痛、充血、過動行爲或病人的聲音、思考能力、閱讀能力或肺臟功能發生變化，醫師就知道這就是刺激過敏反應的劑量。如果沒有發生反應，就再增加注射的劑量。

一旦找到刺激的劑量，醫師會將五倍的過敏原濃縮劑每七到十分鐘注射到皮膚下，直到找出能完全中和過敏反應的劑量，也就是皮膚恢復正常，所有的不舒服症狀都消失不見，這就是用來治療過敏反應的中和劑量。

這種測試與治療的好處在於每個病人都有恰如其分的劑量，而非將單一劑量用於所有病人的傳統療法。此外，多種不同的過敏原可濃縮成一次注射，或是一次飲下的劑量。這對小孩特別有用。

脈搏

四十五年前左右，過敏專家亞瑟．柯卡（**Arthur F. Coca**）出版《脈搏測試》（*The Pulse Test*）一書，書中指出有些人除了脈搏與心跳速度加快外，對食物沒有明顯過敏反應。❿柯卡建議大家，在吃東西前測量自己的脈搏，然後每隔半小時後再測，至少測量一個小時。如果發現脈搏跳動不明原因增加至少十五下，你可能對剛吃下的東西過敏。

肌肉力量

有些開業醫師用肌肉測試來診斷過敏症。這不是反覆測試結果都一致的檢驗方式，但由深諳此道的人來做，效果很好。肌肉測試也很方便在家進行。據說天才只用到10％的腦力，我們其他人用得更少。這意指我們腦袋這部生物電腦，儲存有大量還未被觸及的訊息。肌肉測試就是接觸這些意識不到的訊息的一個方式。

O圈

自己做肌肉測試，將左手小指頭與拇指頭相連，形成一個圈圈。要熟練這個手勢，問你自己已知道答案的問題。例如，如果你名叫瓊安，問你自己：「我是不是叫瓊安？」然後將右手食指與拇指相連形成圈圈，並用右手的食指抵住左手小指頭，用右手拇指抵住左手拇指，看能不能打開左手的圈圈。這應該很難辦到或不可能打開左手拇指與小指形成的圈圈。現在問你自己一個答案為「不是」的問題。例如，問你自己：「我是不是叫赫曼？」這樣將很容易就破解這個圈圈。

一旦你能將手指當成生物回饋技巧，能正確回答「是」與「不是」的答案，你可用這個方法找出為什麼你在飯後會感到不舒服。例如，問你自己：「我的不舒服是來自我吃的某些東西嗎？」如果答案是很強的圈圈——如「是的」，再問你自己「是不是…？」唸出一個接一個的食物名稱，直到找到元凶為止。

如果一開始答案為「不是」，不是你所吃的東西，接下來問是不是你吸入或碰觸的東西（如某人的香水或洗潔劑）？

手臂長度

另一個測試自己的方式，將雙臂在你前方平行伸開。注意，看看你的手指是不是平穩張開，在你開始試驗前，手指要能朝同方向張開。如果手指不平衡，甩甩手臂，要人幫你按摩肩膀，想想是不是有用任何會刺激神經系統的產品（如髮膠、香水或剛擦過除臭劑）。

一旦你的手指能均衡伸展開來，把一個疑似過敏原的東西放在靠近你身體的地方或放到身上，再伸出你的雙臂。如果你對靠近你的東西過敏，你的一側肩膀會扭動，乃至使那側手指明顯超過另一側的手指。

手臂力量

展開手臂

展開手臂⓫的測試需要兩個人：一人是測試者；另一人是受試者。四歲以上的小孩就可被測試，而且再大一點就可當測試者。我女兒自五歲開始，就能很熟練地測試我們家裡的人。只要能看出凸起與放鬆的肌肉都可以用來進行測試。

常用來進行測試的肌肉是胸大肌，將手臂舉起遠離身體。測試者將一隻手，通常是左手，放在受試者的右肩上，以穩定受試者。另一隻手（在這種情形下，是右手）放在受試者的左臂上，此時受試者左臂是向前伸直（一旦感到手臂酸了，兩臂可隨時交換）。受試者將手臂伸直，與地板平行（如果受試者是躺下，測試時手臂向空中舉起伸直。在這種情況下，測試者就不必用手固定受試者的肩膀）。

測試者的手擺在受試者的手腕上方幾寸，約是受試者戴手錶的地方。測試者先示意受試者：「準備好了？」，受試者點頭後，在測試者用力向下壓時，受試者緊繃手臂肌肉。測試者要記住這不是在跟受試者比誰的力氣大，而是測試受試者有拿東西與沒拿東西時，受試者手臂力量有何不同。

受試者沒有拿東西時，手臂力量應較強。測試者應可感到手臂固定一處。測試者向下壓的時間不必長，當數完「一、二、三」後就不要再壓了。

現在讓受試者右手拿著一種可能的過敏原，或放在受試者身旁或膝上。最常導致過敏反應的食物包括小麥、玉米、黃豆、花生、乳酪、巧克力、蛋、草莓、人工糖精、人工色素。然而，你也可能對某種維他命過敏（例如，你很難消化小麥的話，就可能對維他命B群過敏。如果你很難消化柳丁汁，就可能對維他命C過敏）。

如果測試者與受測者不清楚「強」與「弱」的反應是什麼，測試者則應先大聲問：「你過敏時是怎樣？」，然後在測試時注意手臂的力量。然後測試者問：「你沒有過敏時是怎樣？」，然後看手臂力量有何不同。

這個技巧做愈多次，就愈熟練愉快。由於兒童高度不夠，無法穩住成人受試者的手臂，成人受試者最好坐下或躺下，讓兒童站著幫忙測試。

手臂緊貼脅部

有時受試者的手臂肌肉力道很強，測試者無法感到向下壓時，有何不同。在這種情形下，應使用背闊肌的肌肉進行測試。背闊肌是支撐手臂緊貼脅部的背部肌肉。

測試者站立，面向受試者的脅部，將一隻手掌抵住受試者的腰或臀部。受試者將手臂緊貼身體側邊，手臂壓住測試者的手。測試者將另一隻手在自己手背與受試者的手臂間滑動，同時用手掌壓住受試者向下伸展的手臂。

測試者問：「準備好了嗎？」當受試者點頭同意，測試者用手抵住受試者的腰部或臀部，同時另一隻手用力拉受試者的手臂，試著將向下伸展的手臂拉離受試者的臀部（如果測試者不用一隻手抵住受試者的身體，受試者無法站穩，而且拉的舉動只會讓受試者失去平衡）。用同樣的程序找出受試者手中拿的東西，是不是他的過敏原。

有毒金屬

不是所有天然的都有益我們身心！某些金屬在體內沒有所謂安全的量，只不過要多少的量才會產生症狀因人而異。有毒金屬包括鉛、鎘、汞、砷、鋁與鎳。這些有毒金屬會聚集在我們的脂肪細胞、骨骼、腦部、神經、腺體與毛髮中。中毒症狀包括肌肉無力、高血壓、過動行爲、學習障礙、疲勞、頭痛、關節痠痛、反覆感染、皮膚異常、腸胃消化道疾病與視力以及聽力問題。當解剖人員在解剖阿茲海默症死者的腦部時，發現有鋁的殘餘物，曾引發過量的鋁可能與腦部功能有關聯性的爭議。目前仍未有定論。

毛髮

從你頭髮採集的小樣本可測得是否有各種重金屬存在的痕跡，如果你是禿頭，可從身體或私處採集毛髮測試。

血液

FEP（自由紅血球原卟啉試驗）可看出是否有鉛中毒跡象。如果這項測試呈陽性反應，有可能是鋅不足或貧血，可再進行血清檢驗，以確認是否鉛過量。任何超過10 mcg/dl的檢驗結果，都被視爲有害身體，必須接受治療。一般建議以螯合療法（見第13章）治療鉛中毒。

消化功能

你是否有漏腸症？這是造成身體諸多不適的病症，包括過敏、脹氣、疲勞、全身性酵母菌感染、關節炎。雪莉・羅傑絲醫師認爲漏腸症是造成所有自體免疫疾病最常見的原因。⓬漏腸意指腸道內壁發生病變。腸道健康時，是由很緊密的細胞構成，只有很細小的分子能通過腸壁，進入血液。

但在服用某些藥物、感染、因食物過敏引起的不適、長期飲食缺乏營養素且是低纖食物、或是在六個月大以前就餵食固體食物，細胞壁會變得鬆弛、不結實，失去限制大分子流入血液的能力。

結果，肝臟裡的庫普佛細胞（**Kupffer's cell**）對免疫系統發出警告，指出有較大且不明物體在血液中飄流。這可能僅僅是較大的全麥麵包分子，但從身體早期警報系統來看，因尺寸不對，便被視爲有潛在危險的入侵者，使得警鈴大作。白血球開始發動攻擊，B細胞製造抗體攻擊侵略物，產生過敏或自體免疫反應。

結果引發關節炎、過敏、自體免疫疾病或感染。傑佛瑞·布蘭德（Jeffrey Bland）與莎拉·貝南（Sara Benum）在《二十天恢復活力的飲食計畫》（*The 20-Day Rejuvenation Diet Program*）一書指出：「腸道必須持續接觸大小適中的營養素，以維持其抵擋毒素與病菌的正常功能。」⑬

尿液

乳果糖與甘露醇排泄物

乳果糖是較大尺寸的分子，跟糖很類似。正常狀況下，它不容易透過小腸壁，進入血液，隨尿排出。然而，如果你有漏腸症，吞下乳果糖後，檢驗所會驗出你尿中有乳果糖。

甘露醇是另一種糖，比乳果糖要小得多。正常狀況下應很容易被小腸吸收，進入血液。然而，如果營養素透過腸壁，進入血液的功能不是很好，尿中驗得甘露醇的量會比預期中少。這意味你的腸壁無法讓所需的營養素通過，你可能有營養不良的問題。

總之，如果乳果糖的量偏高，甘露醇的量偏低，你可能無法正常吸收營養素，並排除血液中的毒物。

密西根大湍城，格蘭特·伯恩（Grant Born）醫師：「我母親叫達拉，是在『我們那一幫』喜劇中那個留著一頭捲捲長髮的小女孩。她一直慢跑到八十歲。幾年前，她從佛羅里達州回來，在佛羅里達州的醫生告訴她，她的膝蓋骨有問題。她的右手腕也出現退化現象。醫生力勸她做膝蓋替代手術。

我替她檢查腸功能。我們用一種乳果糖（不是乳糖），分子很大，正常狀況下不會被吸收。我們還做甘露醇測試，這是一種很濃的糖，應可百分之百被吸收。

我母親檢驗的結果顯示，她有所謂的漏腸症。外來的物質被看成對身體有害的異生物質（xenobiotics），異生物質滲漏到血液中。如果你無法消除異生物質，他們就會攻擊關節。

我讓她服用葡萄糖胺硫酸鹽，再生部分關節，還有傑佛瑞·布蘭德特別針對漏腸症設計的Ultraclear Sustain（一種營養粉末）達一個月。她在今年勞工節「州長健行」活動時，再度走過麥基南克橋。過去二十五年她每年參加，她本來害怕再也無法參加這項活動，但今年她只花一小時四十分走完全程。她的手腕也恢復正常。」

注意：我們體內的葡萄糖胺硫酸鹽，能幫助形成綦帶、肌腱、滑液與其他身體組織。很多營養品業者也有生產。Ultraclear Sustain可從加州聖克利門蒂的「改變基因」公司購得（800／692-9400）。

硫酸鹽與肌酸比例

硫酸鹽量與你尿中肌酸的量相比，如果太低，顯示你有氧化壓力的問題。氧化壓力意指身體因不規則的氧分子，造成對細胞與組織的傷害。這些氧化物應被稱爲抗氧化劑的酶與營養素中和，如維他命A、C、E、礦物質硒、與特別的藥草如銀杏、奶薊與覆盆子。

糞便

綜合消化糞便分析

你是否有漏腸症？營養吸收不良？寄生蟲？你可能沒有寄生蟲的問題，但你身體益菌與壞菌的比例不健康。你是否有白色念珠菌過度生長？這項檢驗結果可回答上述問題，以及找出其他有關慢性消化疾病的原因。

求助

不是每位醫師都熟悉各種檢驗。即使補充醫療專家，包括護理人員、天然療法醫師、脊柱按摩師與有執照的針灸師，也可能不認爲他們是這個領域的專家。還有，不是所有醫療人員都認爲，病人的症狀可能來自曝露於有毒物質。你最好花些時間多請教幾位專家。

你需要一名醫療專業人士，如果他沒有正式受過排毒技巧訓練也沒關係，但至少他有興趣傾聽你的排毒計畫想法，並能提供你最新的科學建議，而不是以他個人的偏見，想當然爾地否定另類療法的療效。最起碼，要確信你選擇的醫療人員有興趣學更多，而且在你的州有行醫執照，可要求做醫療檢驗。好的檢驗所配備有專業人員，可跟你的醫療保健人員解釋你的檢驗結果。

如果罹患嚴重的環境污染疾病，就有必要求助三千五百名受過「美國環境醫學院」特殊訓練的醫療專家。

進行到這裡，你應瞭解你身體毒性的狀況，希望你已摩拳擦掌，準備要開始排毒。你是準備蜻蜓點水，或是全身投入排毒計畫？排毒技巧五花八門，從僅僅只是多喝水到完全改變日常生活，起碼有上百種不同的方法。

別操之過急！畢竟，你不會在仔細洗完車後說：「好了，大功告成！我再也不要洗這部車了。」排毒技巧就像是不同的清潔內部方法。你在需要時排毒，而且在那段時間盡可能的投入做好。

別輕易氣餒！誠心誠意走在任何選擇的排毒路上，瞭解走走停停乃人生常態。不管路上多崎嶇難行，你可在任何時候開始改變自己與生活。記住，你不是已完成的藝術品，而是成形中的藝術品。

現在，如果你準備好踏上排毒這條路，下一章就可開始上路了。

參考文獻

❶ M. Ted Morter, Jr., *Your Health, Your Choice* (Hollywood, Fla,: Lifetime Books, 1992), xviii.

❷ Morter, 55.

❸ *Encyclopedia and abd Dictionary of Medicine, Nursing, and Allied Health,* 4th ed. (Philadelphia: W. B. Saunders, 1987), 952. Also Morter, 132.

❹ Richard Anderson, N.D., *Cleanse and Purify Thyself,* rev. ed. II (self-published, 1994), 118. Available from Arise and Shine Herbal Products, P.O. Box 1439, Mt. Shasta, CA 96067 (916/926-8867).

❺ Morter, 63.

❻ Morter, 103.

❼ Doris Rapp, M.D., *Is This Your Child's World?* (New York: Bantam, 1996), 349.

❽ Sherry Rogers, M.D., *Tired or Toxic?* (Syracuse, N.Y.: Prestige Publishing, 1990), 176.

❾Rapp, 387.

❿Arthur F. Coca, M.D., *The Pulse Test* (New Tork: Tor Books, 1996). To order, call 800/221-7945.

⓫Devi S. Nambudripad, D.C., L.Ac., R.N., Ph.D., *Say Goodbye to Illness* (Buena Park, Calif.: Delta Publishing, 1993). To order, call 714/523-0800.

⓬Sherry Rogers, M.D., *The E.I. Syndrome* (Sarasota, Fla.: SK Publishing, 1995), 547.

⓭Jeffrey Bland, Ph.D., with Sara Benum, M.A., *The 20-Day Rejuvenation Diet Program* (New Canaan, Conn.: Keats, 1997), 129.

第2篇

第一步——簡單又便宜的排毒法

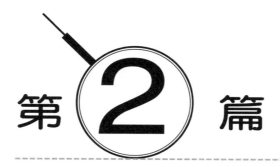

5. 清淨身心的美食與斷食

每當我們吃喝，我們都在與我們的遺傳基因對話。

——傑佛瑞・布蘭德博士

以稀釋的果汁或蔬菜汁進行短期斷食，讓生病的人有很好的機會滌除體內的有毒廢棄物。如果血液裡的化學物質也因選擇正確的食物而發生改變，此人身體將恢復健康。

——亨利・比勒醫學博士

人們對食物、美饌多歌頌、書寫、討論，且嘗來津津有味，滋滋作響。當我們肚子餓時，一心一意只想塡飽肚子。在暴飲暴食後，我們簡直無法想像肚子會再鬧空城計，要到隔天清晨飢腸轆轆時，才又期盼能大快朵頤。

本書最先討論的排毒法是食物，因爲這種方法人人可爲。如果你只是狼吞虎嚥不營養的「垃圾食物」，胃會有飽足感，還可能體重超重，但細胞卻營養不良，乃至可能百病叢生。你的身體還須解除從殺蟲劑、人工色素、食品添加劑以及錯誤的高脂飲食而來的毒性。因此，滋養身體可不只是每天照三餐進補而已。食物的營養價值重於一切，本章接下來將進一步解釋。

此外，有人相信暫時斷食，能讓身體將貯存在脂肪細胞的毒性，釋放出來。斷食是自古以來就有的傳統，但如何斷食、斷食多久，仍是見仁見智。當你無法決定是要用美食或斷食來清淨身心時，不妨依你的直覺而定。

飲食

吃東西可以滿足很多需求。如果問人爲何吃喝，很多人會認爲他們吃東西是爲了與朋友打發時間、逃避惱人的情緒、或是終結飢餓感。但在這一長串吃東西的理由中，肯定沒有吃東西是在「與我們的基因對話」這一點。然而，根據營養生物化學家布蘭德的觀察，你每次開口吃東西都是出生到此世上的「你」，也就是現在的「你」，與明日可能變成的「你」之間的對話。

不久前，科學家還相信你與生俱來的遺傳基因，在精子碰上卵子剎那就決定一切。現在科學家瞭解，長相、性格、健康問題與從疾病中復原的能力，會密切受營養失調、對食物過敏以及有毒環境的影響。

布蘭德在《二十天恢復活力飲食計畫》（*The 20-Day Rejuvenation Diet Program*）一書中，更深入詮釋食物與基因間的對話關係。❶這裡舉一個例子：假設某人遺傳無法正常代謝膽固醇的基因，如果他吃的是低脂飲食，仍有可能長命百歲。但如果他吃高脂飲食，要不了多久，脂肪量就會超過身體的負荷，膽固醇也會阻塞循環系統，他可能因心臟病發而早夭。

假設另一人遺傳有發展癌細胞的傾向，如果他選擇生活在清淨的環境中，遠離吸菸者與工業污染，喝純水並吃有機食物——至少他每天以較高劑量的抗氧化劑支持身體細胞，強化細胞對抗化學物質攻擊時的防禦力——如此他也可能長命百歲。否則，他的基因會先聲奪人，就看他的選擇了。

你吃些什麼

最先看出飲食對健康影響至鉅的是名叫威斯頓．普萊斯（Weston Price）的牙醫。他在二十世紀初，探訪十四個未接觸到西方飲食的土著部落，並拍下照片。他發現他們顎骨很寬，牙齒空間大且強韌又健康。二十年後，他再度訪問相同的土著社區，並拍下他們下一代的照片，那時他們已吃用白麵粉、白糖與其他標準西方材料做成的食物。這些兒童的牙齒就需要看牙醫，他們整體的健康狀況，明顯比父母在他們這個年齡時差。孫輩的顎骨較窄、擁擠又一口爛牙，而且最糟糕的狀況是出現退化性疾病以及肺結核。❷

普萊斯在一九四〇年代碰到醫學博士法蘭西斯．波坦傑二世（Francis M. Pottenger, Jr.），後者對三代共九百隻貓進行實驗，結果發現，喝經過高溫殺菌牛奶與煮得爛熟食物的貓，有營養不良的問題，而且骨骼也出現退化性的改變。最麻煩的是，上一代營養不良的問題會妨害下一代的健康，以致第三代出現無生殖力、健康不佳且畸形等問題。❸

普萊斯與波坦傑的研究相互輝映。他們證明不管是人類，還是動物，從我們臉部的構造到我們的過敏症狀，都與我們的母親與祖母輩選擇吃什麼，以及她們在我們嬰兒與幼年期選擇餵我們吃什麼，再加上此後我們自己怎麼吃息息相關，而非精子與卵子結合後，基因就註定一切。❹

查看你家族的族譜，看看飲食失調的問題，是否一代比一代明顯？找找看是不是有下列症狀：

- ❑疲勞
- ❑指甲脆薄、容易斷裂、剝落
- ❑頭髮乾燥、稀薄
- ❑暴躁易怒且情緒陰晴不定
- ❑韌帶脆弱，導致扁平足、腳踝脆弱、手腕、手肘、肩膀與膝關節伸展過度
- ❑經常感冒
- ❑由於協調不良，經常發生意外
- ❑較晚熟

康乃狄克州瓦特貝里，黛比・艾妮塞莉——歐提茲（Debi Iannicelli-Ortiz）（有很難授孕的問題）：我的醫師打算爲我進行實驗性手術，摘除卵巢。我卵巢囊腫的問題反覆發作，讓我飽受痛苦。（我的天然療法醫師）要我吃一種排除毒素的抗動情激素的飲食：不能吃肉類、雞肉、高麗菜與芽苷藍等蔬菜、不能喝牛奶、蘇打水、咖啡、不能吃糖、鹽與酒精。只能吃魚類、綠色蔬菜、馬鈴薯、糙米飯、水果與大麥麵包。忌食任何精緻食物。當我照這個方式攝食時，眞的覺得身心舒暢。三周後，囊腫破裂，流出大量經血。下個月我就懷孕了。

- ❑ 牙弓較窄，導致、阻生齒、咬合不正、蛀牙
- ❑ 竇道較窄，導致：無法完全排除導液，以致鼻竇與耳朵發炎
- ❑ 不孕
- ❑ 很難受孕、分娩、生產
- ❑ 先天缺陷
- ❑ 骨頭柔弱無力
- ❑ 呼吸道、胃腸道與皮膚出現過敏症狀

什麼是最佳飲食

沒有一套適合每個人的最佳飲食。每本躍居暢銷書排行榜的飲食書籍，都記載成功的故事。然而，你可將這些書加以分類，排在書桌的四邊，一邊擺推薦蛋白質的書、另一邊是碳水化合物、第三邊是提倡吃生菜、第

四邊則堅稱烹調過的食物才是最佳飲食。

事實是，這些所謂的最佳飲食，可能不適合你。適合你的最佳飲食得視你祖先源起的地區、你祖父母與父母的營養與環境條件、你自己目前的生活狀況、還有你的血型而定。

我對以飲食來排毒的建議，是根據兩名不依靠常識，並有獨到見解的專家之理論。第一位是阿肯色州羅傑士的脊椎按摩師泰德．摩特二世，他寫的《你的健康，你的選擇》（*Your Health, Your Choice*）一書，詳盡解釋蔬果與身體酸性以及健康間的關係。❺第二位是新罕布夏州港口市的天然療法醫師詹姆士．達達摩（James D' Adamo），他寫的《達達摩飲食》（*The D' Adamo Diet*）一書，揭露血型與個人最佳飲食以及運動間的關聯性。❻

pH值的重要性

在進入消化與吸收的尾聲，很多營養素、水份與其他有用部分去除後，剩下的就是灰。換句話說，灰是不能消化的代謝廢物。從肉類、核桃、乳製品、蛋類與穀類而來的灰是酸性的，而幾乎所有的蔬菜與水果的灰是鹼性的（除了蔓越梅、李子與梅子外）。即使嚐起來是酸性的檸檬與鳳梨，消化留下的仍是鹼灰。

身體很喜歡鹼灰，因爲這種灰含有有機礦物質鈉、鈣、鉀與鎂，能幫助身體維持鹼性。

酸灰食物

- 肉類
- 魚
- 家禽肉類與蛋類
- 小麥產品，包括：小麥胚芽、麵包、餅干、義大利麵
- 燕麥片
- 玉米
- 米飯
- 曼越莓
- 葡萄乾
- 李子
- 梅子
- 南瓜
- 胡桃
- 花生與花生醬
- 乾豌豆
- 扁豆
- 蜂蜜
- 葵花子
- （白糖與橄欖油會製造一種中性的灰，但會讓身體變酸）

鹼灰食物

- 新鮮水果、水果乾與漿果
- 蔬菜
- 脫水豆類與綠色大豆
- 羊奶
- 小米
- 糖蜜
- 紅薯與白薯
- 泡菜

——摘自泰德・摩特二世的《你的健康，你的選擇》，第85頁

有機礦物質與碳酸氫鹽結合後，可中和或減低酸性。

相較下，雖然酸灰中也殘留有礦物質如硫與磷，但這些礦物質卻會讓身體酸性更強。

有機鈉是讓身體呈鹼性最好的礦物質，而水果與蔬菜是有機鈉最好的來源。你可隨意灑精鹽（氯化鈉）在食物上，但卻無法幫助身體維持鹼性。精鹽是無機鈉，而且鈉與氯的結合牢不可破，無法釋出鈉來達到鹼化

的目的。

你可用一張浸過化學物質的試紙，輕而易舉測出自己的酸／鹼性是否平衡，藥房與醫療用品供應處均有售此種試紙。參見第4章，有關pH值檢驗部分。

維持血液與身體細胞正常的酸鹼值平衡非常重要，如果你的飲食無法供給你足夠的鈉，身體會從其他器官挪用有機鈉。然而，有時這會造成問題。摩特指出，如果你的身體從膽囊裡的膽汁挪用有機鈉，也是膽汁一部分的膽固醇會變得太濃稠，而形成結石。如果膽汁變成酸性而非鹼性，流到十二指腸（小腸的開端）時，成一種酸性的汁液，與從胃中出來已是酸性的物質混合，會腐蝕腸壁，在十二指腸壁燒出洞來。這是爲什麼絕大多數的潰瘍發生在十二指腸，而不是胃裡，還有爲什麼切除膽囊可紓解你結石的疼痛，但無法解決你飲食缺乏水果與蔬菜的始作俑者。

如果你沒有足夠的有機鈉，來維持身體適當的鹼性，即使從任何可挪用有機鈉的地方挪用後仍不足時，身體會轉而使用次好的中和酸性的礦物質鈣。當身體用光鈣的庫存後，就會產生骨質疏鬆的問題，或甚至更糟。身體不可能長期使用支持系統，而不崩潰瓦解。時下退化性疾病急劇增加，不只肇因人口老化，還因人口老化後的生活方式、以及偏頗的飲食習慣。不然時下兒童怎麼也有氣喘、癌症與動脈粥樣硬化症呢？

摩特不是要大家都變成素食者，但他堅持人人都需要吃水果與蔬菜，只是每個人所需的果蔬量不同。他解釋：「當你吃更多的蔬菜與水果，而不是製造酸灰的食物，你的身體可維持必要的有機鈉庫存。」

當然，除了有機鈉外，水果與蔬菜含有大家都知道的與尚未發現的維他命、礦物質及其他有益健康的物質。例如，近來世界各地的研究已證實，維他命A、C、E與β胡蘿蔔素以及礦物質硒很重要，可保護我們遠離心臟病、癌症、白內障與其他退化性疾病。

至於，什麼是你植物性食物與動物性食物適當的比例？這個問題可由達達摩來回答。

血型的重要性

當達達摩於一九五〇年代開始執業當天然療法醫師時，他深信他所學習到的最佳飲食理論，亦即以穀類、豆類與蔬菜完全取代肉類。但他發現很多病人遵照指示攝食後，雖然病人及其家屬都覺得這樣的飲食有益身心，但無助改善病情，讓達達摩百思不解。

經過幾年仔細的觀察與研究，達達摩發展出根據每個人的血型，設計不同的飲食與運動理論。除了四種主要血型（O、A、B、AB）外，他綜合四種血型主要特色，擴增為六種血型（Oa、Ao、Ob、Ba、Bo、Ab）。他在《達達摩飲食》一書中詳盡闡釋他的理論。後來，他兒子康乃狄克州天然療法醫師彼得・達達摩，在《四種血型的正確攝食法》（*Eat Right 4 Your Type*）一書中，更進一步延伸並提出理論的科學基礎。❼

以下是達達摩理論的重要發現，包括要忌食什麼食物的摘要（要看完整適食食物明細，得參見彼得・達達摩的書。書中他將適食的食物分成中性食物與眞能幫助每種血型的食物）：

有些食物是你這種血型的人該忌食的食物，而這些猛一眼看上去總讓人費解，例如Os血型者不能吃全麥食物。

彼得・達達摩在《四種血型的正確攝食法》一書中解釋，他與其父是依據外源凝集素這種物質來分類。外源凝集素是像強力黏膠的蛋白質，能將一種東西黏到另一種東西上。外源凝集素如果位在某種細菌的表面，能讓這種細菌黏到你體內滑溜溜的內壁上。如果外源凝集素是在抗體上，能幫助你的免疫細胞將細菌串連起來，方便身體一網打盡。

某些食物中的外源凝集素可能跟你的血型不相容，就像是輸入另一種血型，會導致你的血液凝結起來，造成不良後果。外源凝集素會摧毀紅血球與白血球，導致腸子過敏、減少腎臟的血流，或神經系統過敏，導致過動行爲與類似類風溼性關節炎。例如，牛奶對A型血液的人來說，就好像輸進B型血液！O型人會對小麥的外源凝集素起反應，使O型人的消化道與血液發生病變。

彼得．達達摩邀你花兩周的時間，切實遵循爲你的血型而設計的飲食計畫，看看你的健康會有什麼改變（欲知詳情，還是請看他的書）。

O型

全球近四分之三人口是O型。彼得．達達摩要你想到O型，就聯想到「老」（Old），因爲這種血型可回溯到人類打獵採集時代，也就是乳製品與栽種穀類食品以前。O型的身體好比一部閒置的機器，需要高能量的食物與劇烈運動，來消耗能量。

豬肉可能受化學物品與細菌污染，牛隻則多施打類固醇與化學劑，而鮪魚與旗魚受汞的污染，比其他魚類多。這樣只剩其他多數海鮮，以及羊肉、鹿肉、自由放牧的牛肉，以及家禽的肉相對安全可吃。

爲治療或預防心臟病，O型的人應避免食用脂肪。如果達達摩說的沒錯，你餐盤中的禍

O型人忌食的食物

肉類：豬肉

魚類：醃鯡魚、燻鮭魚

乳製品：乳酪（除了羊乳酪、莫澤雷勒乳酪與農家乳酪外），除了奶油外，所有其他乳製品

油類：玉米油、花生油、紅花油與棉籽油

堅果／籽：花生、腰果、巴西堅果、阿月渾子果仁、櫻粟籽

豆類：四季豆、菜豆、兵豆

穀類食品／麵包：小麥、燕麥、玉米

蔬菜：花菜、高麗菜、白薯、紅薯、苜蓿芽、香菇、芥菜、茄子

水果：酪梨、黑莓、橘子、橄欖、椪柑、香瓜、蜜瓜、草莓

香料：月桂、肉豆蔻、胡椒、香草、任何種類的醋

調味品：蕃茄醬、醃汁

飲料：咖啡、蒸餾酒、紅茶、蘇打汽水

——摘自《四種血型的正確攝食法》

首是麵包而非漢堡。以下是彼德・達達摩解釋穀類如何影響O型人：小麥裡的外源凝集素，稱之為「小麥胚芽凝素」（WGA），會模仿胰島素，把胰島素受體黏附到脂肪細胞上。正常狀況下，身體會適當控制胰島素去除血液中的碳水化合物，然後轉換成脂肪細胞；然而當WGA存在，就沒有此回饋控制了。帶有WGA的脂肪細胞會不停地去除血液裡的碳水化合物，將之全轉換成脂肪。因此，吃小麥會導致O型人體重增加。

你可能想喝豆漿、吃黃豆做的乳酪，尤其如果你是非裔、亞裔或猶太

A型人忌食的食物

肉類：最好避免

魚類：最好避免

乳製品：最好避免，包括乳清在內（這是用酸凝乳製成白且鬆軟的乾酪的副產品，乳清是脫水食品，可加到餅乾與麵包裡，以讓生麵變甜變厚）。如果你必須吃些乳製品，不妨吃酸乳酪、優酪乳、利考特乳酪、莫澤雷勒乳酪、或羊乳酪。不喝牛奶最好，但如果非喝些不可，選擇生羊奶。

油類：玉米油、紅花油、芝麻油、棉籽油、花生油

堅果／籽：巴西堅果、腰果、阿月渾子果仁

豆類：山藜豆、四季豆、賴馬豆、兵豆、紅豆

穀類食品／麵包：小麥

蔬菜：高麗菜、茄子、香菇、辣椒、橄欖、馬鈴薯、蕃茄、山藥

水果：橘子、椪柑、香瓜、蜜瓜、芒果、木瓜、香蕉、椰子

香料：胡椒、醋、骨膠

調味料：蕃茄醬、美乃滋、烏斯特夏辣醬油

飲料：啤酒、蒸餾酒、礦泉水、蘇打汽水、紅茶

——摘自《四種血型的正確攝食法》

人，這些族裔有較高的乳糖不耐症比例，無法消化乳製品。如果你非吃些乳製品不可，最好選擇奶油、羊乳酪、農家乳酪或莫澤雷勒乳酪（mozzarella）。

A型

A型血液多少比O型晚，在人類開始農耕以後（彼得・達達摩建議，想到A型不妨就想到「農業」（Agriculture）。達達摩表示，科學研究證實，A型

人比O型人要少製造胃酸，因此較難消化蛋白質較高的飲食。此外，強酸食物會讓A型人的胃不舒服，因此最好避免攝食全麥產品、乳製品與肉類。由於達達摩家人大多爲A型，其家族多吃蔬菜類食物。

如果你的血型是A型，達達摩建議你慢慢改成吃素，而且以豆類食品爲主食（彼得寫道：A型人注意，你邁向健康的康莊大道是用豆腐鋪成的）。在你可以完全不吃小麥前的過度期間，在家可吃些小麥芽麵包，外出用餐最好點魚類而非牛排。如果你必須吃肉，最好吃火雞、雞肉或康瓦耳雞。爲了減緩你身體不適的症狀，剛開始幾周多吃煮熟的蔬菜與生菜沙拉，少吃冰淇淋與肉類。不要在一夕間改變你的飲食習慣。讓你的身體有機會適應改變。

有趣的是，達達摩建議，A型人可喝咖啡（因咖啡有增加胃酸等好處）、紅酒與綠茶。

B型

B型在A型之後出現，而且似乎綜合兩種較早血型的優點（彼得．達達摩寫道，想到B型不妨想到「平衡」（Balance）。

O型需要加強肉類飲食，A型需要吃容易消化的植物性食物，B型則可吃蔬菜、羊肉、火雞與海鮮（但應避免食用雞肉）。

B型忌食的食物

肉類：豬肉、雞肉
魚類：鯷魚、甲殼類動物、燻鮭魚、鱸魚
乳製品：美國乳酪、藍奶酪、冰淇淋
油類：玉米油、花生油、綿籽油、紅花油、芝麻油、葵花油
堅果／籽：腰果、榛子、松果、阿月渾子果仁、花生、罌粟、南瓜子、芝麻與葵花子
豆類：黑豆、山藜豆、斑豆、大角豆、兵豆、黃豆
穀類食品／麵包：莧紫、大麥、蕎麥、玉米、黑麥、小麥、菰米、洋薊義大利麵、蕎麥麵條
蔬菜：洋薊、菊芋、玉米、南瓜、蘿蔔、蕃茄、綠豆芽
水果：椰子、柿子、石榴、大黃、酪梨、橄欖
香料：甘椒、杏仁露、麥芽、月桂、樹薯粉、胡椒、骨膠
調味料：蕃茄醬
飲料：蒸餾酒、礦泉水、蘇打汽水

——摘自《四種血型的正確攝食法》

B型人選擇吃什麼得視個人狀況而定。有過敏與呼吸系統問題的B型人，最好避食乳製品，而如果容易疲勞，則需要補充更多的肉類蛋白質。

AB型

只有5%的人口是最新血液——AB型。AB型得視遺傳而定，每個人綜合A型與B型的特色與需求都不一樣。某些人具有兩種血型的優點。例如，你可以吃蕃茄，不像A型或B型健康會受影響。跟B型一樣，你可以盡情享受乳製品與部分的穀類食品。然而跟A型一樣，你無法分泌足夠的胃酸，消化大量的肉類食品，尤其你

AB型忌食的食物

肉類：豬肉、雞肉、鴨肉、康瓦耳雞、牛肉、小牛肉、鹿肉

魚類：鯷魚、沼鰈、黑線鱈、大比目魚、燻鮭魚、甲殼類動物、鱸魚

乳製品：如果你有黏液過多的症狀，避免食用乳製品

油類：玉米油、芝麻油、綿籽油、紅花油、葵花油

堅果／籽：榛子、罌粟、南瓜子、芝麻與葵花子

豆類：黑豆、山藜豆、菜豆、賴馬豆、大角豆

穀類食品／麵包：玉米、蕎麥、蕎麥麵條、洋薊義大利麵（你可以每周吃一次義大利肉醬麵及全麥麵包）

蔬菜：洋薊、菊芋、玉米、香菇、辣椒、蘿蔔、豆莢

水果：酪梨、芒果、木瓜及其他熱帶水果、橘子、橄欖

香料：甘椒、杏仁露、大茴香、麥芽、骨膠、樹薯粉、醋、胡椒

調味料：醃醬、蕃茄醬、烏斯特夏辣醬油

飲料：蒸餾酒、蘇打汽水、紅茶

——摘自《四種血型的正確攝食法》

得避免攝食煙燻與鹽漬的肉類，不然會增加罹患胃癌的風險。

你可吃大部分的蔬菜，如果每週都能食用豆腐，則最好不過。AB型吃乳製品無妨，除非你有呼吸器官或黏液過量的毛病。

改變你的飲食

需要立即改變者

多數人以爲慢慢朝該改變的方向改變，比較健康（O型人多攝食肉類，A型人多攝食蔬菜），但

有一型人刻不容緩需要改變。

如果你患有重病或危及生命的疾病，還有如果你早上吃大量的蛋白質後，你的pH值是8.0（強鹼），你需要靠吃新鮮水果與蔬菜來立即增加你的鹼性庫存。而且要花上好幾周時間，才能讓身體增加鹼性庫存到安全標準。要想深入瞭解pH值與健康，見第4章。

慢慢轉變

如果你從今天開始，要吃出健康，將這一天記在你的行事曆上，然後一週又一週過渡到攝食完全的天然食品，這樣你可看到進展狀況，不會變得不耐或氣餒。

1. 第一週：剛開始幾天，一天吃一頓糙米飯與煮熟的蔬菜，另一頓以蔬菜蛋餅取代「大麥克」漢堡。數日之後，每天攝食一份生菜沙拉，至少一份水果，每天再多攝食一份煮熟的蔬菜。每頓飯都服用幫助消化的酶，幫助身體吸收不熟悉的健康食品。你可在健康食品店與部分藥品店找到消化酶。飯前服用鹽酸甜菜鹼可幫助消化肉類與其他蛋白質。飯後服用胰臟酶有助消化麵包、糖、蔬菜與水果。

2.第二週：持續上述的飲食改變。

3.第三週：每天有一頓只吃水果與／或煮熟的蔬菜。開始減少攝食「妨礙健康」食品的量，如咖啡、巧克力、可樂、鹽、香菸與糖。

4.第四週起：慢慢改變減少攝食有礙健康的食物，同時增加新鮮果蔬的量。到現在，你應對適合你血型的食物很熟悉，並從飲食中汰除忌食的食品。我鼓勵你看達達摩的書，以更瞭解適合你血型飲食的詳細說明。

根據泰德·摩特，早餐只吃水果，可縮短你身體過渡到健康飲食所需的時間。記住，儘管O型人每天需要吃肉，但O型人仍需要新鮮水果與蔬菜中的營養與酶。如果你是典型的美國人，你可能一連好幾天只吃些生菜，沒有吃其他的蔬菜，這樣實在很「菜」！即使美國政府保守的建議，每天要吃五到九份水果與蔬菜，才有助防止心臟病、癌症與其他常見的退化性疾病。

素食者也可能需要修正其飲食內容，減少穀類食品與乳製品的量（這些都是製造酸灰的食品，每種血型都不宜多攝食）。

如果你在第一週就立即蛻變成攝食健康食品者，你的身體可能受到新陳代謝的衝擊而出現不適。腹瀉、頭痛、疲勞與過敏，都是你太快改變飲食所會出現的徵兆。放慢腳步。摩特解釋：「你的目標是，只要活著就要健康與沒有病痛。」花六週或更長的時間來轉換，你將能終身維持攝食健康飲食的習慣。

如果健康飲食讓你覺得很糟怎麼辦？

當你大掃除時，你會用夠大的垃圾袋裝垃圾與廚房的剩飯、剩菜。如果垃圾多的溢出來，就會弄得你滿手又髒又臭。同樣的，如果你夙夜匪懈清理你的身體內部，堆積如山的毒物會超過你皮膚、肺臟、腎臟與腸子的負荷，弄得你烏煙瘴氣又不舒服。這是因為有毒物質在你血液中循環。爲讓自己盡快好過些，請按照下列步驟：

1. 多喝水（當身體釋出毒物時，用水來稀釋毒性）。
2. 吃紅肉（以減緩身體的清理作用）。
3. 檢討你的想法與信念。負面思考會在體內製造酸性，並由內而外毒害你。

為沒有毒害的身體而吃

總之，只要小心運用飲食科學，你可以修正你遺傳來的健康命運。

你不能照單全收脫口秀節目裡的食品專家建議，不管此人有多少個學位。你必須問自己：這種新的飲食方式適合我的健康、基因、血型、生活嗎？

食物是你選擇解除身體毒性最好的方法之一，因爲可立即採取行動改變。巴瑞．席爾斯（Barry Sears）博士說的好：「一旦食物分解成基本元素（葡萄糖、胺基酸與脂肪酸），並進入血液循環，對你的身體與健康有無與倫比的影響，這比任何醫師開給你的藥影響都要大。」

斷食

斷食療法歷史悠久，至少在聖經時代或可能更遠古以前，就有以停止進食來治病的例子。我們的祖先觀察到動物生病時，總是不吃不喝，當牠們食欲增加時也是恢復健康的徵兆。

然而斷食仍是見仁見智的排毒方法。營養生化學家布蘭德表示，矛盾的是斷食也會排掉貯存在體內的營養，這些營養素對排毒又不可或缺。身體僅僅在活著的過程中，就持續不斷製造危險的自由基，並在解除毒性時製造得更多，因此身體必須持續供應抗氧化的營養素來保護自己。布蘭德認爲，任何一段時間拒絕進食，都會破壞排毒過程，傷害肝臟與免疫系統，而且比身體不得已曝露於毒性下，所受的毒害更大。布蘭德說，有研究指出斷食與快速老化有關。

其他與斷食有關的問題是，可能造成水分與電解質流失，尤其如果你在運動或做三溫暖後汗流浹背，但卻沒有補充水分，問題更嚴重。鈉或鉀大量流失會導致心跳改變及其他嚴重後果。此外，如果你的脂肪細胞受到重金屬、工業化學物質或殺蟲劑污染，斷食會讓上述有毒物質加速釋放到血液中，更加毒害你並導致身體器官受損。

相較下，監督過一千多次斷食的新澤西州醫師裘伊·傅爾曼（Joel Fuhrman）堅稱，斷食能改善不正常的肝功能、降低血壓、清除動脈阻塞、根治氣喘，並讓自體免疫疾病如狼瘡恢復正常。傅爾曼在《斷食與吃出健康：一名醫師戰勝疾病的方法》（*Fasting and Eating for*

Health: A Medical Doctor's Program for Conquering Disease）一書中，鉅細靡遺描述如何安全斷食。

聰明斷食不一定意味著要拒絕電解質或抗氧化劑。比較理想的斷食方法是以攝食有豐富營養的果菜汁取代白開水。

暫時不吃固體食物，讓身體器官有機會休息一下。停止攝食平常充塞在腸中的酸灰食物如乳製品、肉類與蛋類，讓腸子有機會恢復身體正常的酸鹼值。身體也有機會排除老舊、受損的細胞，並分解與汰除有害物質，不然這些有害物質會一直累積在體內。以我自己爲例，我以果汁斷食二十一天，結果臂下一顆長了很久的淋巴瘤就消下去了。

在斷食期間，肝臟也有機會休息一下。如果肝臟一直努力不懈地過濾血液中的毒性，就無法製造並引導足夠且適當的膽汁到膽囊裡，脂溶性營養素如維他命A、D、E與K就無法正常吸收，如此易導致血液循環、眼睛、骨骼與皮膚等問題。

艾德華・何威爾醫師（Edward Howell）在《酶的營養》（*Enzyme Nutrition*）一書中表示，斷食時，身體容易接受酶的指揮，去除身體多餘的鈣，有益關節炎與動脈硬化症等病例。但他也警告，「不能斷食太久，影響到『治癒』變形的關節炎」。❽他指出，斷食明顯的優點包括降低血壓與改善肺臟疾病。

至於老化，與布蘭德看法相左，有明顯的科學證據顯示，定期斷食與延年益壽有關，至少魚類與齧齒類動物是如此。一項老鼠實驗顯示，每三天斷食一次的老鼠，比沒有節制飲食的老鼠多活40%的生命。相關資料來源可參考UCLA老人學家羅伊・華佛德（Roy Walford）的著作《長命百歲》（*Maximum Lifespan*）與《百年人瑞飲食》（*The 120 Year Diet*）。

斷食是赫伯・雪爾頓（Herbert M. Shelton）醫師最喜歡的治療方法。他在一九二八年於德州聖安東尼創立「天然保健學院」（Natural Hygiene Health School）。「天然保健」哲學是以新鮮果蔬、全麥穀類食品與濾淨的水爲主，並強調天然的治癒力。在他高壽的一生中（1895-1985），雪爾頓寫下四十多本書，大力提倡新鮮空氣、沐浴、運動、飲食與健康息息相關的觀念，這些觀念在二十世紀初還被視爲幾近異端邪說。

時至今日，有十多個「天然保健礦泉療養所」，讓顧客在訓練有素的人員監督下進行排毒。每一處都提供爲個人量身定做的排毒計畫、果汁飲食與其他以「天然保健」爲主的排毒方法。在加州聖塔巴巴拉，菲立普・羅耀醫師（Philip C. Royal）主持的「保健—西部健康礦泉療養所」斷食計畫，就宣稱：「沒有比斷食更容易過渡到健康生活的方法」。然而，羅耀等專家則規勸急切斷食的生手要小心，在沒有專業人士的督導與建議下，不要連續斷食超過三天以上。

傳統的「天然保健」斷食只用蒸餾水。在斷食前後數周，限制只能攝食水果、蔬菜、果核、籽、洋芋、調味醬、全麥麵包與用來做餅皮的麵團。狄恩・基謨（Dean D. Kimmel）在研究「天然保健」哲學後，寫下《無毒身體六週速成》（*6 Weeks to a Toxic-Free Body*），書中強調在斷食數週中吃橘子、葡萄柚、蕃茄、葡萄與蘋果，可汰除深藏體內的毒性。[9]

營養學家維拉・瓦・包爾斯（Willa Vae Bowles）稱，水雖能幫忙清淨身體，但果菜汁才能提供身體維他命、礦物質、葉綠素、酶以及微量元素，供身體再造與修復。包爾斯指出，從斷食前後的血液分析來看，斷食可增加紅血球細胞並改善血液的品質。包爾斯寫道：「如果斷食得夠久，可排除毒性、潔淨皮膚、眼睛有神、心跳減慢、傷口癒合以及整個身體組織恢復活力。」[10]

在你展開任何斷食前

當你考慮可能以斷食來排毒時，切記你可不是不斷食則已，一斷食就絕食。先由醫療人員為你檢查身體，排除有任何不適合斷食的健康狀況後，你可選擇一天斷食一餐、或一週斷食一天。你可只喝水或光喝果汁（但不建議長時間的斷食用這種方式）、蔬菜汁、果菜汁或一整天只吃某種食物，例如整天只吃甜瓜或葡萄，或只吃沙拉、稀飯。如果你從沒有斷食過，想想看斷食對你的效益如何，這種部分斷食法是很好的入門。

可能出現什麼狀況

斷食能有多少療效，多虧身體在外來能源不繼時，能使用庫存能源。身體會優先使用對維繫生命最不重要的庫存能源，也就是身體的脂肪。肥胖者身體有65％的重量是脂肪。如果斷食得夠久，身體會耗盡脂肪組織，然後再用肌肉組織當能源。如果未及時停止斷食，身體餓極，就會開始食用自己的重要器官，導致身體壞死。

因此，健康斷食可讓負荷過重的腎臟、腸子與肝臟有休息的時間，但又不致超時到損害器官功能。但即使是健康斷食也可能出現不適的後遺症，如虛弱、噁心、頭痛、呼吸不順暢、體臭、尿或大便有惡臭、皮膚紅疹、脈膊不規則、疲勞、體溫過高或過低、以及「性」趣缺缺。這是因為脂肪被代謝成身體能源時，原本貯存在脂肪中的毒物，釋出到血液裡，產生上述症狀。

斷食後遺症也不全然都是不舒服的感覺，有時你會經驗到幸福愉悅的感覺，或是思考變清晰、應變能力增強，體重減輕。

不要寄望三天的斷食能讓你排除身體細胞累積了幾十年的毒物。你需要在幾年內，重複幾次短時間的斷食，或是在醫療人員的監督下，進行較長時間的斷食，以達到個人的健康目標。然而，斷食的優點在於讓器官休息、吃得清淡健康、喝更多的水、還有花一或兩天的時間仔細看顧身體，爲自己的健康幸福著想。這種斷食帶來的情緒上、甚至是精神上的優點，可能讓你大開眼界。

什麼人不該斷食

斷食多久——以及要斷食多少次，得視你體內的毒素與病情而定。

如果你很瘦、健康不佳、營養不良、懷孕或哺乳、患有癌症、肺結核、嚴重心臟病、腎臟病、或嚴重糖尿病，切勿斷食。

如果你有低血糖症或糖尿病，勿用只吃水果或以喝果汁的方式，進行斷食。

如果你計畫斷食結束時，以大開「吃」戒來慶祝的話，切勿斷食（我能瞭解，因爲當我年幼無知時，也曾做過這樣的事，後果是我的腸子可難受了）。結束斷食是整個斷食的一部分，你需要慢慢地轉換，而且最好能自此養成健康的飲食習慣。

當你或家人有什麼非得完成不可的事，或情緒上有很大的困擾，也不要進行斷食。不要在嚴冬時期進行斷食，這時很難保持溫暖與乾燥。

在與醫療人員討論你斷食計畫前，不要輕嚐斷食。你商量的醫療人員最好曾監督過別人斷食，才能保證你的斷食計畫是否安全無虞。

斷食準備

在沒有壓力時策畫斷食，要確定你能放鬆且專注在自己身上。

在你進行斷食前三到五天，改吃清淡的食物，並在每天的飲食中加強水果與蔬菜。避免吃高蛋白質食物，如肉類、魚類與乳製品。

斷食的目的在於清淨你的身體細胞，因此要戒絕含咖啡因的飲料、菸癮、興奮劑或其他非必需藥品。

以營養果汁斷食的食譜

比勒湯：享利·比勒（Henry G. Bieler）是加州卡匹斯特羅諾海灘的醫師，他認爲食物是最好的藥。事實上，他在《食物是你的良藥》（*Food Is Your Best Medicine*）一書中，⓫傳授他五十年的飲食療法。他最有名的食譜「比勒湯」大受注重健康的好萊塢影星推崇，如葛羅麗亞·史華森就讚不絕口。比勒湯可將酸性極強的身體調整成鹼性。用一大鍋水，煮450公克的菜豆、芹菜與西洋南瓜，直到菜料變軟。加一把歐芹，再煮三分多鐘。把湯汁與煮熟的蔬菜放進攪拌器攪拌。在你進行斷食時，每小時喝170公克的湯汁。

菜圃樂：混合一杯胡蘿蔔汁、少許甜菜汁、少許小黃瓜汁與一點歐芹汁。每餐喝142公克。

菜圃極樂：將一個小黃瓜、一個青椒、一個蕃茄、兩根胡蘿蔔、四個芹菜莖、幾枝歐芹或菠菜，打成汁。

柑橘夢：將半杯橘子汁、鳳梨汁、蘋果汁與五顆草莓、一片香蕉乾與五片木瓜打成汁。

早晨充電：將任何一杯綠色蔬菜汁加到半杯蘋果汁中。

芹菜湯：混合1/4杯芹菜汁、3/4杯小茴香汁、半個酪梨、8/1湯匙萊姆汁。

紅蘿蔔湯：混合三杯胡蘿蔔汁、兩湯匙小茴香、一個酪梨。

CCP：將三根芹菜莖、兩個小黃瓜、一個青椒打成汁。

V—10：一個小黃瓜、一個蕃茄、一根青蔥、一根芹菜莖、一個青椒、兩根紅蘿蔔、兩根歐芹、兩把菠菜、一個小甜菜、一個甘藍嫩芽打成汁。加上少許辣椒末調味。

——以上食譜除了「比勒湯」外，都是選自史奇勒耶（Michael Blair Schleyer）的生菜食譜《高級健全飲食：素食美食家的口福，從生鮮與發芽食品調配的食譜》（*The High Integrity Diet: Gourmet Vegetarian Delights Made from Raw and Sprouted Foods*），共有300道食譜。

斷食期間

避免激烈運動與大量流汗。斷食期間，做三溫暖或蒸氣浴流汗無妨，但最好有專家監督且沒有做得太過，耗盡你的能源庫存。大量流汗會嚴重影響你電解質的平衡，並造成你心跳不規律，以及水溶性維他命如B群、維他命C減少。

由於吃下東西才會刺激結腸收縮，解出大便，斷食時便秘是正常現象。爲避免身體再次從腸子吸收毒素，釋入血液中，超過三天以上的斷食有必要進行灌腸。有些專家建議，三天以內的斷食也該灌腸。

乾擦身體皮膚並做按摩，能幫自己更順暢排毒。用力的按摩有助刺激淋巴更有效率地通過淋巴引流系統進入腸子，在此淋巴與所有堆積的毒素會被排除到體外。要確實朝心臟的方向按摩手臂與雙腳。這可保護血管單向的瓣膜不受破壞。

如果你在斷食時喝有機蔬菜汁，就可攝取足夠的維他命與礦物質，保護身體不受自由基凌虐。如果你擔心的話，可在斷食期間，服用營養補充劑，避免自由基過量的問題。

斷食後

前面已提過，結束斷食也應技巧安排。斷食後身體很脆弱。你的胃縮緊，腸子與幫助消化的酶也尚在度假。身體一定無法消受分量很重的飲食，如很油膩的穀類食品、乳酪與肉類。

選擇一些清淡的食物，如蔬菜湯。慢慢的吃，細細的嚼，讓幫助消化的汁液有餘裕動起來。

慢慢地由一餐接一餐、一天又一天，轉變到吃煮熟的蔬菜、水果切片、酸乳酪，然後再進展到吃有不同組合的飲食。

斷食後的過度期多久，得視你斷食的時間而定。例如，在經過三天的斷食後，花三天的時間恢復到日常飲食。

重視一天三餐

回歸到「正常」飲食不見得要恢復到吃速食與隨便亂吃加工、染色、油膩的僞食品，也就是西方人所謂的飲食。這些食物可能很平常，但卻不正常。現在你已經驗到斷食帶來的正面經驗，深信每天攝取的飲食都是滋養才剛滌淨的細胞的機會，因此要珍重一日三餐。

如果可能的話，購買有機食品。如同一位改吃有機食品的人所說：「有機食品唯一的副作用就是你會很健康。」

每天食用混合各種蔬菜與萵苣的生菜（冰山形萵苣除外，因其特別缺乏營養，浪費你盤中的空間）。嘗試你從沒吃過的蔬菜，以增加不同的口味與營養來源。

每隔一陣子選一天只喝果汁，再次讓你的腸子有機會休息與恢復活力。

參考文獻

❶Jeffrey Bland, Ph.D. with Sara Benum, *The 20-Day Rejuvenation Diet Program* (New Canaan, COnn.: Keats, 1997), 17.

❷Weston Price, *Nutrition and Physical Degeneration* (La Mesa, Calif.: Price-Pottenger Nutrition Foundation 1939; reprinted in 1970).

❸Francis M. Pottenger, Jr., M.D., *Pottenger's Cats: A Study in Nutrition* (La Mesa, Calif.: Price-Pottenger Nutrition Foundation, 1983).

❹The works of Weston Price, D.D.S., and Francis M. Pottenger, M.D., are disseminated through a nonprofit organization called the Price-Pottenger Nutrition Foundation, 2667 Camino del Rio South, #109, San Diego, CA 92108-3767 (619/574-7763). Send a legal-size SASE with 55¢ postage for information on the foundation.

❺M. Ted Morter, Jr., *Your Health, Your Choice* (Hollywood, Fla.: Lifetime Books, 1992).

❻James D'Adamo, N.D., *The D'Adamo Diet* (Toronto: McGraw-Hill Ryerson, 1989).

❼Peter J. D'Adamo, N.D., *Eat Right 4 Your Type* (New York: G.P. Putnam's Sons, 1996).

❽Dr. Edward Howell, *Enzyme Nutrition* (Wayne, N.J.: Avery Publishing Group, 1985), 134.

❾Dean D. Kimmel, *6 Weeks to a Toxic-Free Body* (Brooklyn, N.Y.: Corbin House, 1992).

❿Willa Vae Bowles, "How to Purify Your Bloodstream," *Total Health* (February 1987): 35.

⓫Henry G. Bieler, M.D., *Food Is Your Best Medicine* (New York: Random House, 1965).

6. 觸摸

觸摸對人的意義遠比現今所瞭解的還深奧。

——艾許里・蒙塔古
《觸摸：皮膚對人的意義》（*Touching: The Human Significance of the Skin*）

觸摸對健康的好處一直不被認可。然而，自一九四〇年代起，研究人員證實，人與動物都需要觸摸的撫慰，觸摸能幫助正常發育、成長與社交能力，如果嬰兒期與青春期，缺少足夠的觸摸安撫，易導致身心障礙。

本章，你將學習如何利用觸摸來診斷與治療。脫掉鞋子，去探索自己身體構造的高山與低谷，而且藉由觸摸的神奇力量，測試你的肌肉力量。注意在你找尋腳底或身體表面正確的穴位時，雖然拿捏精準很重要，但以細細的關愛來撫觸也很重要。

腳底反射區治療法

別急，即使在腳上施壓也可影響身體所有重要器官。這是稱爲反射區治療法的治療基礎。

《雙腳第一》（*Feet First*）作者蘿拉．諾曼（Laura Norman）指出，亞洲、中東與東歐的古人，很早就知道在腳上下功夫，可治療身體。❶他們知道腳底、腳的兩側與腳掌，與身體器官及整個身體系統的位置相吻合。他們發現在某些地方按壓，會反射性地刺激身體去治療相應的身體部位。

一九三〇年代物理治療師尤尼絲．英格（Eunice Ingham），運用腳底按摩的古代藝術來治療各種病人。她重新彙整資料，並透過圖表與《雙腳說的故事》（*Stories the Feet Can Tell*）等書，傳授給他人。英格的學生密德羅．卡特（Mildred Carter），更進一步教導大眾如何做手與腳的反射區治療法。二十年前，諾曼開始在「正宗英格方法」展開腳底按摩訓練，期間又在紐約市「蘿拉諾曼反射學中心」發展出她自己的訓練方法。

諾曼指出，按摩腳底可刺激七千多條神經，若是按摩有方，更可幫助全身放鬆，讓肝臟、腎臟、淋巴、皮膚與結腸，運作得更有效率。總之，諾曼列舉反射區療法的好處爲：讓人愉悅、放鬆、減壓、警醒、血液循環得更好、紓解情緒壓力以及重新調和身體的生化與新陳代謝反應。

諾曼寫道：「地心引力會將毒素往下拉。」非有機廢物如尿酸與鈣的結晶體會堆積在腳底。諾曼說，腳底累積的毒素可藉由手指的觸壓化解開來。

反射區療法是以十個從頭到腳的能量區域爲主，身體兩邊各有五個。這些能量區域都是三度空間，超乎皮膚之上。因此，在腳上任一區按摩，都可影響此區域內的任何器官、腺體或組織的功能。

腳底按摩爲何有此效果？原理何在？原因並不清楚。原因可能是加強放鬆，幫助身體在各個層面運作得更好，也有可能是因爲幫助能量傳送。在本章稍後會談到的指壓章節，我把身體的能量區域形容爲電路。有可能，如某些研究員所揣測的，身體有一個原始的無線通訊系統（我們身體的行動電話系統），延著神經傳送信號。而現在，只有實際成效才能激勵做腳底按摩的人能持續接受此反射區治療。

發現反射作用區

如果你按摩整隻腳——腳趾、腳底、腳背、腳踝周圍——就好像接受一次全身的放鬆治療。如果你喜歡慢慢按某些特別區域，不妨邊按邊想像你身體的輪廓就印在腳板上。

想像一條線橫越你腳穹的最高處。這就像是你的腰。用你的大拇指按摩從腳跟往腳趾方向的中心線。腳的蹠墊凹處就是太陽穴，代表橫膈膜曲線的頂點。另一個找到腳底太陽穴的方式，是用力擠壓腳底，感覺蹠墊底邊有個凹點即是。

想像在腳底「腰部」以下有個區域，相當從腰線到橫膈膜曲線的距離，這是你身體恥骨的位置。在最底線與腰線之間，是你下腹部的反射區，包括腎臟下半部、小腸、結腸、輸尿管、膀胱、結腸瓣與盲腸。在腰線與橫隔膜線之間是你上腹部的反射區，包括肝臟、膽囊、胃、胰臟、脾臟、腎上腺、腎臟上半部、十二指腸（大腸的上半部）。在橫膈膜線以上，是從乳頭到頸部的上胸腔部，包括淋巴系統、肺臟與心臟。

大拇指是腦部重要腺體的反射區，例如視丘下部、松果體、腦下垂體、副甲狀腺、甲狀

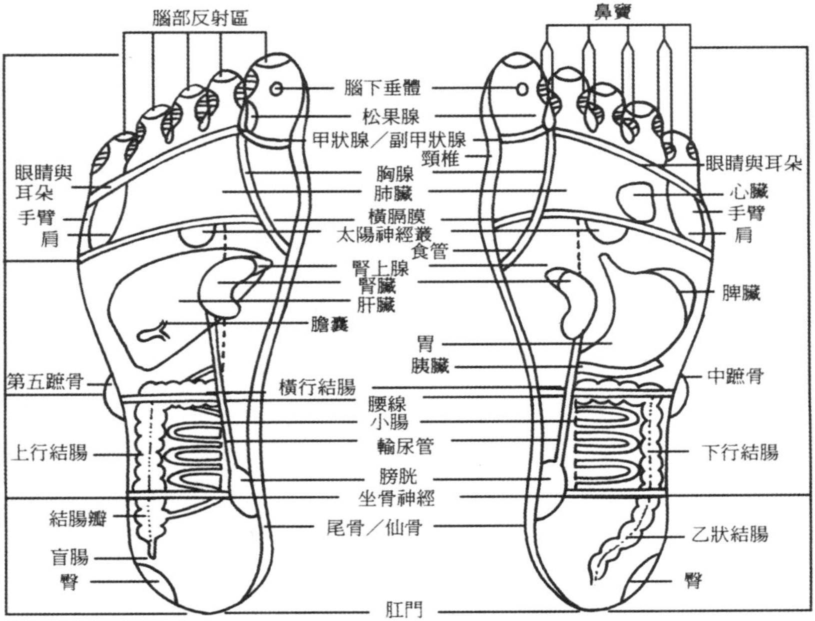

腳底按摩反射區圖

腺。其餘腳趾有助治療眼睛、耳朵、下顎與頸部問題。脊椎位於腳部內側的曲線。腳的外側代表肩膀與手臂，依其落於個人身體的位置而定。從腳趾底部到橫膈膜線是你的肩膀與上臂。從橫膈膜線到腰線是你的手肘、下臂、手腕與手。從第五根蹠骨（約在腳的腰線外緣，向外突出的骨頭）到腳跟線包括臀部、膝蓋與腳。

你的性器官位於腳踝的內側與外側。腳踝外側附近是卵巢與睪丸的反射區。腳踝內側是子宮、攝護腺、陰道、陰莖與膀胱的反射區。治療攝護腺或子宮特別有用的區域，是從你內踝上方約四隻手指寬度兩倍的一個穴位開始按摩，再往下按到足踝下。

輸卵管、輸精管、精囊與鼠蹊部位的淋巴結，位於腳背一個狹窄的帶狀位置上。腳背上第一與第二腳趾之間，是你頸部與胸部的淋巴結；第四與第五腳趾間與腳相連的位置是兩臂下的淋巴結；腳背的兩側與正上方共三處不同的位置，代表鼠蹊的淋巴引流。

淋巴是排除身體廢物很重要的部分。淋巴去除沒有用的蛋白質、死細胞、病毒與細菌，並將細胞與存在細胞之間的多餘液體，運送到淋巴結的貯存庫，然後將這些細胞廢物引導到大腸，以糞便排除體外。因此，按摩淋巴引流反射區是排毒計畫最重要的部分。

乳房反射區也在腳背上，位於第二、三、四、五腳趾間的區域。第一與第二腳趾接合處是跟聲帶有關的特別區域；第二與第三腳趾間的接合處，是治療內耳的區域。

以上所述都是反射區，位於腳上，能反射治療身體任何部位。相較下，腳根有一個區域為坐骨神經的一束，壓下去可能會感到痛。

自己做反射區治療法

用手握住一隻腳，去經歷感受腳底的表層。你可能會嚇一跳。有些地方壓下去會痛，有些會癢。有些地方凹陷、有些凸起。他日再按，可能疼痛的地方一點也沒有不舒服的感覺。這表示你真的能影響身體生化的變化與健康。

用你的指尖、指側、大拇指、指關節、手側、指腹、手掌，按、壓、擠、拍、搓、揉、扭、轉、擊、擰、劈、剁、震動、搖晃，然後在腳上滑上滑下，再換腳做。記住也要按摩腳趾，先一個腳趾一個腳趾按，再幾隻一起按。

先只按壓某個區域，再從此區域擴大按整隻腳。用一隻手握住腳，然後用另一隻手來按摩，按時軟硬兼施。你也可雙手握腳，然後用兩個大拇指按摩。

以下是毒素太多造成的疾病，以及可藉由腳底按摩幫助身體排毒的區域。不要墨守成規，要有創意。如果你想按摩比下表所列更多的區域，就得靠自己了。還有，如果你記不住身體相對應的反射區在哪裡，別擔心，如果你在腳上找到一處痠疼的位置，壓下去就對了。

疾病	按摩的反射區
過敏	肝臟、肺臟、腸、所有的淋巴、甲狀腺、腦下垂體
氣喘	結腸瓣、腎上腺
呼吸不順	腸、肝臟、牙齒／牙齦
毒品／酒精／香菸上癮	肺臟、橫膈膜、心臟、腦部、腦下垂體、腎臟、肝臟
脹氣／消化不良／痔瘡	腸、胰臟、肝臟、胃、坐骨神經、下脊椎
腎臟疾病	腎臟、膀胱、尿道、腎上腺、下背部、副甲狀腺、肺臟、肝臟
肝毒或肝病	肝臟、膀胱、心臟、胸骨、肺臟
更年期／月經問題	肝臟、甲狀腺、腦下垂體、腦、腎臟、子宮、卵巢
攝護腺問題	膀胱、腎上腺、攝護腺、鼠蹊淋巴、下背部、坐骨神經、腦下垂體
呼吸器官感染	肺臟、橫膈膜、所有的淋巴、脾臟、腸、胸腺、第三腳趾、腎上腺
皮膚疾病	肺臟、腸、腎上腺、甲狀腺、腦下垂體、腎臟

指壓按摩法

我在一體育用品店的收銀機前排隊等候結帳。結帳小姐跟櫃台後面一個年輕女孩說她頭痛好幾個小時了，而且她覺得很不舒服。

等輪到我結帳時，我把要買的東西交給她，並問她願不願意讓我幫她減輕頭痛。她求之不得地答應了。我握著她的手，開始用力擠壓她大姆指與食指間的中心位置。她痛得大叫。之後我問她：「你還頭痛嗎？」她不可思議的說，頭不痛了。

指壓另一個名稱是接觸性治療。這是靠按壓身體某些特別位置來治療。兩千三百多年前的中國人最先發現這些位置。有傳說指這個發現與戰爭有關：在一場激烈戰役之後，將軍跟一名老兵的妻子說：「壞消息是你丈夫中箭了。好消息是他的關節炎因此好了。」

針灸療法是以極細的針插到皮膚上，刺激這些特別穴位。指壓則是刺激皮膚表層。針灸是有執照的專業人士領域。但每個人都能做指壓按摩。除了用手指按壓外，你可使用熱能、電子儀器刺激穴道，或是用磁帶、硬的小種子或小鋼球刺激同樣的穴位。一名指壓師就用三萬年前從乳齒象骸骨雕刻的工具來指壓。不管你用什麼工具，針灸與指壓的目的都在影響器官、腺體，並讓身體運作得更好，恢復健康與安適的狀態。

穴位形成經絡

針灸與指壓都是根據能量是在可按圖索驥的路線上流通的理論，此路線在身體上形成錯綜複雜的網絡。想像有一部電車連接上你身體的電子網絡。讓我們稱這部電車為指壓電車。指壓電車沿著一條街又一條街移動，直到穿過十二條不同的街道，最後再繞回原點，然後重頭繞一次。試想指壓電車從凌晨三點到五點通過肺臟經絡，然後在凌晨五點到七點轉向大腸經絡，早上七點到九點再穿越胃經絡，依此行經十二條經絡。

以上是壓電車全部行程的一覽表。

經絡名稱	通過時間
肺臟	凌晨三點到五點
大腸	清晨五點到七點
胃	上午七點到九點
脾臟	上午九點到十一點
心臟	上午十一點到下午一點
小腸	下午一點到三點
膀胱	下午三點到五點
腎臟	下午五點到七點
包心	晚上七點到九點
三焦	晚上九點到十一點
膽囊	晚上十一點到凌晨一點
肝臟	凌晨一點到三點

上述每條經絡都在你身體運行，上面有特別的指壓穴位，就像電車沿線上有停靠站。從指壓的術語來說，一條街被稱為一條經絡或是一子午線。每條經絡有特定且不變的穴位數目。例如，肺臟經有十一個穴點，位在每個人身上大致相同的位置。古人發現每條經絡與某個特別器官或身體作用息息相關，依經絡的名稱所示。然而，經絡與器官間的相應關係並不單純，例如，「脾臟經」常用來治療消化道疾病，而非脾臟疾病。

還有兩條額外經絡支持第二部電車路線。其名稱是督脈與任脈。指壓電車不時繞過這兩條經絡。督脈是從心囊往上經脊椎，越過頭骨到上唇。任脈則行經軀幹，從恥骨到下唇。其他所有經絡都位在身體左右兩側。

你注意到上述名單中兩個奇怪的「器官」：心包與三焦。心包代表心臟的外膜。中醫將心包看成一個不同的「器官」，功能在保護心臟。三焦被視爲一種功能，而非獨立的器官。它涵蓋從恥骨到肚臍，從肚臍到橫膈膜，從橫膈膜到領口的區域。三焦的功能在溫熱身體，控制新陳代謝作用與水份的分佈，並監督區域內所有器官的整體運作。

車上的能量

能量是指壓電車上唯一的乘客。古人稱此能量爲「氣」，意思是宇宙天地間的一股力量。氣在你體內，含藏在經絡之中，也在你體外，在你眼見與觸摸的所有東西上。

我們電車的電子網路是從一中央控制站發車。沿線上，由各個小站增強信號，維持電車運行。你體內的指壓穴位就是這些小站。藉著按壓這些穴位，有助你內在的電車連接順暢，並準時通過每段路線。

當我們身體健康，我們有很充足的氣，而且氣也暢通無阻。當我們耗光體內的氣，或是氣被傷口感染、不當飲食、沈重的憂思或情緒壓力阻礙，身體也會受影響而出現：疼痛、功能失調或生病。氣愈不平順，不適的狀況愈明顯且嚴重。

你是否在一天之中某特定時刻反覆感到不適？你是否常在午飯後一、兩個小時感到頭痛？有可能你的小腸無法正常消化你吃下去的食物，導致氣在小腸經上阻滯，而小腸經的絡站在你頭皮下方。你是否在清晨三或四點，因咳嗽而醒來？可能你肺臟的氣不足，需要補足。你會不會很難入睡，或是在凌晨一到三點間因頭痛醒來？可能是你肝臟的氣被過度刺激，需要平衡一下。

將你身體不適的症狀與氣通過經絡的時間表對照一下（參見第一三〇頁），有助你掌握身體什麼部位需要注意的線索。你可用改善營養、藥草、呼吸運動、瑜伽、多喝水、針灸或指壓幫助自己改善不適。

什麼是穴位

雖然指壓如何影響身體的細節仍在研究中，但似乎跟電能有關。如果你想以「科學」的方式找到指壓的穴位，你可用測量電阻的電阻器。將電阻器握在手中，當其經過某個電流能更容易穿越皮膚的位置時，會發出聲音。絕對錯不了，這些位置正是中國古人所形容的針灸穴位。

針灸師與指壓師多半不用儀器來找穴位，可能耳朵除外，因耳朵上的穴位距離非常細小。在身體上，很容易藉身體特徵來辨識穴位。通常以骨頭、肌腱、或肌肉交錯的相對位置來描述穴位所在之處。你常可在身體凹進去的地方找到穴點。

這些穴點間的距離是用吋來衡量，我比較喜歡稱吋為「身體英寸」：你身體上的一英寸約為拇指指關節橫的距離。四指橫的距離約為三個身體英寸。食指加中指的距離相當一點五個身體英寸。

別對幾吋、幾吋錙銖必較。當你接近穴位時，用你的指尖感覺會酸的位置，然後假定這就是穴點所在位置。揣摩過幾次後，當你按到正確穴位時，你就能感到指尖有溫熱或其他的感覺。

自己做指壓

即使你記不住穴位，指壓也可助你一臂之力。用大拇指或手指在你皮膚上按壓。當你在肌肉纖維的凹點或「低谷」之處，發現一觸就痛的位置，按壓就對了！將痠痛的感覺當成身體發出求救的訊號。可用一個手指、大拇指、或任何讓你感到舒服的方式按壓。

穩穩用力地壓，但不要像是在向下鑿你自己似的，將你的手指緊壓你感到痠痛的部位。想像你把走漏的氣封住。想像不管是哪個需要這種助力的器官溫熱起來，這道暖流是來自恢復活力的能量獲得修補復元。當痠疼的感覺消失了，再移走手指。

你也可以畫圈圈的方式來按摩。如果你想注入氣，強化氣不足的位置，就以順時針的方式按摩。如果你想從某個位置移開氣，例如疼痛與痙攣的情況，以逆時針的方式按摩。

舊金山針灸師班菲德（Harriet Beinfield）與康哥德（Efrem Korngold）是這樣解釋按摩持續的時間：「刺激某單一穴位可持續按壓三十秒、五分鐘，或者二十分鐘，但每按一分鐘就休息一下。」❷你可能需要反覆按壓個幾次。指壓所需時間通常比針灸久，針灸很少一次治療所有穴位。

找一個空檔時間，反覆指壓，直到按壓的地方在任何時刻都沒有痠痛感爲止。指壓前，先泡個澡。或是在你搭地鐵亦或是工作空檔時指壓。你也可以在上床入睡前指壓。

特別疾病的指壓穴位

有時候你按壓某個穴位是因爲此處位在你想治療部位的經絡上，你的目標是通暢這條經絡的氣血。而有時，你按壓某個點，是因爲此穴位有你想運用的特別能量。

請注意：如果你按壓疼痛位置附近某個穴位，但沒有感覺舒適些，轉而按壓離疼痛遠些的穴位，並以逆時針方式按摩，以便將多餘的氣自感覺疼痛的地方移走。還有請去看醫生，要注意是不是有潛伏的疾病，需要指壓以外的醫治。

以下是針對一般狀況，給需要排毒的人所使用的指壓法。

注意：某些指壓穴位不得在懷孕期間按壓，不然可能會導致意外流產。不要按壓你肚子上的穴位，尤其是從肚臍到恥骨的任脈（以下幾頁避免按壓的特定穴位，將以粗體字印刷來提醒你）。

據加州聖塔莫尼卡「藥山大學」校長、中醫師與針灸師倪道新（譯音）指出，懷孕時按摩是紓解壓力最好的方式，孕婦可接受經常、溫和且短時間（最多半小時）的全身按摩，但不要做不定時且用力、長達一小時的按摩。

頭痛

很多頭痛是因頭部、頸部與肩膀的肌肉緊張所致。肌肉緊張不但會收縮神經附近的肌肉，還會壓縮攜帶氧氣到腦部的血管。

頭痛還有其他的原因，需要指壓以外的治療，如高血壓、便秘、牙齒毛病、子宮病變、對食物或環境過敏、腫瘤、出血、腎臟發炎造成的毒血症、動脈硬化症、鼻竇發炎、貧血、頸骨或頭骨移位。如果頭痛讓你全身不適，就要去看醫師做進一步的檢查。

偏頭痛是頭痛之最、且可能伴隨讓人不舒服的症狀，如噁心、嘔吐以及視覺障礙。偏頭痛似乎來自血管的不穩定，因此頭部的血管，尤其是靠近太陽穴的血管明顯擴大膨脹。然而，很多研究顯示，可能是流往腦部的血液收縮所致。累積的壓力也是發病原因之一。此外，偏頭痛常由過敏引發，特別是酪胺成分高的食物（如巧克力與某些乳酪），含咖啡因飲料與藥物、酒精、柑橘類水果、食品添加劑（如味精）、人工色素、以及某些藥物（如口服避孕藥以及降壓藥利血平）。

除了按摩一般穴位放鬆緊繃肌肉外，得視頭痛的位置按摩特定穴位。你不必非照以下所指的穴位進行。要看哪幾個穴位或單一穴位對你有效而定。

所有頭痛

按撫頸動脈

將大拇指按住一邊頸部，另四隻手指按住另一側頸部。慢慢地由上往下，從下顎往肩骨按摩。《不用針的針灸》（*Acupuncture Without Needles*）❸一書作者瑟尼（J. V. Cerney）醫師認為，這樣能幫忙刺激胃經、自主神經系統以及頸動脈竇（這是頸動脈最容易受血壓改變的地方）。瑟尼表示，按摩頸動脈可紓解因充血、血壓失調或情緒因素導致的頭痛。

SCM捏法

捏頸部兩側的肌肉，而且要很用力，像是要把肌肉從頸部往外拉。雖然會有些不舒服，但常能快速減緩頭痛。

抓頭髮

這是我最喜歡的十五秒治頭痛法寶。把大把頭髮夾在你指間，然後用力拉扯、扭轉。然後抓附近另外的頭髮，再如法泡製，直到整個頭皮都做過一遍，尤其加強會痛的部位。

如果你是禿頭，用指尖按壓住頭皮，手指不要離開定點，然後用力搖動你的頭皮。將你的手指移一或兩寸，再來回扭動頭皮。持續這麼做，直到按壓過整個頭皮，特別注意會疼痛的部位。

額部頭痛（眼睛以上）

在你花時間指壓前，記住吃些東西！由於這部位的頭痛與胃經有關，你可能有血糖低的問題。

大腸經4（合谷）

中國人稱此穴位爲「合谷」。它可刺激免疫系統、解決便秘問題，被稱爲頭部與上半身的「主穴」。合谷位在食指第一節掌骨的中點處，當大拇指與食指碰觸時，蹼狀組織的最高點。**懷孕時避免按壓此穴位。**

膽經14（陽白）

有助放鬆胃部並紓解壓力。眉毛上方一寸、瞳孔正上方的凹處，約在離髮際三分之一的地方。

膀胱經2（攢竹）

有助暢通鼻竇。眉頭內側凹陷處（用你的指尖輕輕地感覺，你會覺得眼窩附近有一個微微凹進去的地方）。

胃經44（內庭）

能治療發炎的情況，包括胃炎與口角炎。位於第二腳趾與第三腳趾間蹼狀組織的起點。

膽經21（肩井）

紓解頸部與肩部痠痛。位於肩上中央最高點。按壓此穴時，常會不舒服（我們多數人這裡都繃得很緊）。

頭頂頭痛（頭頂）

膽經20（風池）

紓解頭部與頸部痠痛，促進眼睛與耳朵功能。低下頭，手指沿頭骨底邊移動，從脊椎開始，將手指落於脊椎與耳下之間中點的凹陷位置。

督脈

沿著督脈用指尖按壓、停住，然後放鬆開來。從鼻子上方的髮際開始，往你的頭骨頂上按壓，然後再往下按到頭骨底部與脊椎相接的地方。現在用手指按壓頭骨，手掌抵住太陽穴的方式，按壓與此中間線平行的地方。用力擠壓你的頭骨。沿著這些平行線移動，找會痛的穴位按壓、停住、再放鬆。

肝經3（大敦）

治療頭痛及子宮與肝臟方面的毛病，並能消除怒氣。位於第一腳趾與第二腳趾間的骨頭，約在這之間蹼狀位置邊上一或兩寸腳背柔軟之處。你可用一隻腳的腳跟按壓另一隻腳的此穴位，然後再換腳做。**避免在懷孕時按壓此穴。**

顳部頭痛（頭的側邊）與偏頭痛

膽經20（風池）

紓解頭部與頸部痠痛，促進眼睛與耳朵功能。低下頭，手指沿頭骨底部移動，從脊椎開始，將手指落於脊椎與耳下之間中點的凹陷處。

經外奇穴（太陽）

想像你眼睛外緣與眉毛間有一條線。此穴位位在離這條線中心點一寸的位置、鬢腳一凹陷處。

肝經3（大敦）

治療頭痛以及子宮與肝臟方面的毛病，並能消除怒氣。位於第一與第二腳趾間的骨頭，約在此蹼狀組織邊上一或兩寸腳背柔軟之處。你可用一隻腳的腳跟按壓另一隻腳的此穴位，然後再換腳做。**避免在懷孕期間按壓此穴位。**

膽經41（足臨泣）

可運行肝經與膽經裡的氣。位於第四與第五腳趾蹼狀位置前的凹陷處。

枕部頭痛（頭的後方）

膽經20（風池）

紓解頭部與頸部痠痛，促進眼睛與耳朵功能。低下頭，手指沿頭骨底部移動，將手指落於脊椎與耳下之間中點的凹陷處。

督脈16（風府）

紓解督脈充血，減緩頸部與頭部疼痛。頸背後髮際正中直上一寸，頭骨的枕骨正下方凹陷處。

膀胱經10（天柱）

減輕膀胱經上的疼痛。位於天然髮際上方半寸，脊椎兩側上方一寸多的位置。

膀胱經64（京骨）

減輕頭痛與背部僵硬，還有下背部與腿部疼痛，並能打通阻滯在膀胱經上的氣。位於腳跟到小腳趾間的中點位置、第五根蹠骨突出部位下方凹陷處。

肝經3（大敦）

治療頭痛以及子宮與肝臟方面的毛病，並能消除怒氣。位於第一與第二腳趾間的骨頭，約在此蹼狀組織邊上一或兩寸腳背柔軟之處。你可用一隻腳的腳跟按壓另一隻腳的此穴位，然後再換腳做。**避免在懷孕時按壓此穴位**。

消化毛病

這方面的病痛包括便秘、拉肚子、脹氣、腹痛或吃東西後有灼熱感、大便中有粘液或未消化的食物、胃酸逆流以及沒有胃口。

大腸經4（合谷）

中國人稱此穴位爲「合谷」。它可刺激免疫系統、解決便秘問題，被稱爲頭部與上半身的「主穴」。位於食指第一節掌骨的中點位置，當大拇指與食指碰觸時，蹼狀組織的最高點。**避免在懷孕期間按壓此穴位**。

任脈12（中脘）

幫助消化。位於劍突（胸骨最低點）與肚臍間的中點位置。不要在吃飯後兩小時內按壓。如果你方便的話，可將雙膝彎曲，仰躺，然後朝橫膈膜四十五度角的方向慢慢壓進此穴。深呼吸，讓你的內部器官放鬆下來。**避免在懷孕期間按壓此穴。**

胃經36（足三里）

能強化並平衡身體的最佳穴位之一。增進消化，並解決便秘與拉肚子問題。外膝眼下方三寸，朝脛骨外緣一寸左右。如果有必要的話，可用一隻腳的腳跟按壓另一隻腳的此穴位。

心包經6（內關）

幫助紓解焦慮與心悸。懷孕害喜或舟車旅行暈車時，減緩嘔吐的最佳穴位。從手腕橫紋的中點朝手臂的方向兩寸左右。

脾經4（公孫）

幫助促進消化並解除脾經或胃經疼痛很重要的穴位。大腳趾關節後方一寸，位於腳的橫窩。麥可・里德高屈（Michael Reed Gach）在《指壓的重要穴位》（*Acupressure's Potent Points*）一書建議，用你的右腳跟按壓左腳公孫穴位，並同時以你的左拇指按壓右手的內關穴，深呼吸，然後換邊做，並在這些穴位按停一分鐘。❹

胃經25（天樞）

增進腸子機能。在肚臍的兩側，離肚臍兩寸寬左右。**避免在懷孕時按壓此穴位。**

肝臟疾病

中醫認爲，肝臟主管氣血的順暢與否，掌控婦女經血、生產、更年期是否能順利度過，以及肌腱、韌帶與眼睛的養分。肝臟是很神奇的器官，當損壞或割除時，是唯一還能再生的器官，在當今充滿毒素的世界中，相當有用。由於肝臟製造膽汁，膽汁在消化脂肪與吸收脂溶性維生素時不可或缺，肝臟又跟消化以及吸收有關。針灸理論指出，肝臟與膽囊相輔相成，如果這兩個器官中有一個出問題，連帶另一個也可能有問題。

如果肝臟功能不佳，你可能會發生肌肉痙攣或是肌肉無力、僵硬，尤其在休息後情況更嚴重，走動後才有改善（因爲血液開始循環），四肢麻痺、多處疼痛、疑難雜症、消化不良、糖的代謝不平衡、不孕、經痛或其他經期不適、更年期症狀，以及眼疾如乾眼症、白內障與青光眼。你可能還會有偏頭痛、頭部發熱以及手腳冰冷等問題。

如果肝臟氣血阻滯，你在經期可能會感到劇痛、有血塊、或有卵巢囊腫或腫瘤，如纖維瘤或甚至癌症。如果肝臟無法理其氣，你可能會動輒發脾氣或動不動就火冒三丈，情緒激動。即使西方語言中也有類似中文「肝火上升」一詞，都意指氣得臉紅脖子粗。

按摩肝臟

先透過皮膚，直接按摩肝臟。肝臟位於你右側肋骨下方。如果肝臟因疾病而脹大，可能會突出到肋骨外。用你的指尖在你右側肋骨下方摩娑，輕壓下去，然後停住。慢慢朝你身體中線移動，每一處停下來，從一數到三。再按外翻朝向胸骨處的肋骨。瑟尼指出，當你在肋骨四周摩娑，並按壓此處的腹部，你同時幫助刺激膽囊機能並能「把結腸肝曲的氣趕出來」。❺

如果膽囊運作不及標準，你的肩胛骨可能會感到疼痛。最好去看醫生，接受西醫的檢查，以排除是否有必要對心臟、肝臟或膽囊做緊急處理的可能性。一旦你沒有立即的危險，如果你自己一個人，可試著背朝上躺在高爾夫球上，將球按壓疼痛的地方。如果有人可幫你，請他用大拇指按壓你疼痛的地方，而你面朝下躺到床上、椅上或在地板上墊毛巾躺下。

在指壓穴位上自我按摩，一定要按到疼痛消失爲止，不然如果疼痛未減，隔天要反覆按壓，或隔天再做，一直按到疼痛消失爲止。

肝經2（行間）

治療頭部、眼睛與肝臟的病痛。位於大腳趾與第二腳趾間的蹼狀組織。你可用一隻腳的腳跟按壓另一隻腳的此穴位，然後再換腳做。**避免在懷孕期間按此穴位。**

脾經6（三陰交）

此穴位於脾經、腎經與肝經的交叉點，在中醫有特殊重要性。可治療月經不適與更年期症狀、男女不孕症以及消化不良問題。位於內踝脛骨邊緣的肌肉上方三寸。**避免在懷孕時按壓此穴位。**

膽經34（陽陵泉）

有助消除水腫、抵抗發炎並治療肌腱與骨頭病痛。屈膝，腓骨圓頭前面下方，足三里穴旁的膝蓋外側凹處（見一四四頁）。

鼻竇阻塞、鼻塞以及過敏

中醫認爲任何與呼吸系統有關的東西，都與消化系統有關，因肺經與大腸經密不可分。這也是爲什麼有些治鼻塞的穴位位於大腸經上。其他穴位位於鼻竇上，按壓這些點可刺激引流。

四對稱爲竇孔的穴位，位於鼻子組織的後方、兩側與上方。他們有助暖空氣通過肺部，但也很容易被鼻涕阻塞。對某些人來說鼻塞只是個麻煩，但對有些人則是頭痛與慢性疾病的來源。鼻塞是發炎或過敏的結果。不管引起鼻塞的是微生物或一小撮花粉，身體的反應是企圖包圍、固定並沖刷掉侵犯的外來物，最先發作的就是白色透明鼻涕。如果戰役繼續下去，通常是兩敗俱傷，敵軍陣亡的數目與免疫系統作戰細胞數目俱增，導致鼻涕變黃，然後是由黃而綠。

爲解決鼻塞問題，擺脫你的症狀，用指壓、休息、減壓、運動、多攝取蔬菜以及蔬菜汁，並減少糖／穀類食品／乳製品的攝取，並以流淚與發洩其他壓抑情緒的方式，一吐胸中塊壘。

經外奇穴（鼻通）

紓解鼻塞。位於鼻骨下凹，鼻唇溝上端之處。用力往下壓，然後向上朝鼻子兩側壓。

經外奇穴（未命名）

治療頭部或身體感染，解除鼻塞。此經外奇穴位於顴骨上下邊緣。用拇指與其他指頭擠壓顴骨，用力按壓，特別加強不舒服的地方。

膀胱經2（攢竹）

有助鼻竇暢通。位於眉頭內側凹陷處（用你的指尖輕輕地感覺，你會覺得眼窩附近有一個微微凹進去的地方）。

大腸經20（迎香）

幫忙通暢鼻竇。鼻翼側邊半寸，位於法令紋上。

大腸經4（合谷）

中國人稱此穴位為「合谷」。它可刺激免疫系統、解決便秘問題，被稱為頭部與上半身的「主穴」。位於食指第一節掌骨的中點處，當大拇指碰觸食指時，蹼狀位置的最高點。**避免懷孕期間按摩此穴。**

督脈20（百會）

頭痛、暈眩、睡眠障礙時按壓此穴。兩手各一隻手指碰觸兩耳頂端。將這兩指往上在頭頂處交會即是。

減敏法

一天晚上，我先生艾倫在看電視時，臉上有種不對勁的表情，我知道有狀況發生了。他也承認稍早他抱過我後，就感到頭痛。那時我們一直待在廚房。我問他：「在抱我前，你吃了什麼？」他回答：「一片巧克力。」抽屜裡還有些他吃的巧克力。我取出巧克力，然後放在他胃上。他一隻手拿著巧克力放在胃上，另一隻手向上舉起。我問他：「準備好了？」他點點頭。我壓他向上舉的手臂，它毫不抗拒地落至大腿處。他翻過身來，好讓我按摩他頭上與背部的指壓穴位，以減輕對食物過敏的不適。他再舉起手臂。這次，我再怎麼施壓也無法移動他高舉的手臂。我問他：「你頭還痛嗎？」他回答：「不痛了！頭痛消失了。」他很高興頭不痛了，而我也很高興，畢竟他不是抱我才頭痛的！

導致過敏反應的東西被稱爲過敏原。有時你不知道是什麼過敏原引起過敏反應，你只知道你鼻塞、氣喘、皮膚起疹子、竇部頭痛、關節痛、思考變差、記憶力不佳、暴躁易怒或有其他讓人不舒服的症狀。

小兒科過敏專家以及《這是你的小孩嗎？》（*Is This Your Child?*）作者桃麗絲・羅普（Doris Rapp）建議，在吃過東西或是曝露在新環境下，立刻注意並回答下面五大問題：❻

1. 你思考能力有改變嗎？
2. 你呼吸狀況有改變嗎？
3. 你畫畫或寫字能力有改變嗎（寫你的名字或畫些東西，看看是否跟平時不一樣）？
4. 你的外表有改變嗎（你是否耳朵變紅？出現黑眼圈？）？
5. 你脈搏跳動變快嗎？

一旦你知道對什麼東西過敏，一般治療食物過敏的方式就是避免吃會過敏的食物。一般治療吸入式過敏原如花粉的方式，是連續注射稀釋後的過敏原，直到體內能忍受此種物質。

遏阻過敏反應

如果你對某些食物會起嚴重的過敏反應，可準備些 "Alka Seltzer Gold"。在你過敏快發作前，快速將一片 "Alka Seltzer Gold" 丟到開水中溶化，然後喝下去，這種不含阿斯匹靈，可中和礦物質的東西，可幫你快速遏阻過敏反應。

除了避開過敏原或是注射過敏原的方法外，另有一種快速又有效對付幾乎任何過敏反應的方式。這種新方法是藉由測試肌肉來找到過敏原，然後以指壓來減敏。如同我一再告誡我的病人，這種方法適用於沒有生命危險，而且由懂得怎麼做的人來執行，才會有效。

由肌肉測試找出過敏原

你的身體不斷接受周遭環境的訊息。其中有很多訊息沒有在你的意識上留下任何印象。這意味你腦袋這部生物電腦裡，有個大型的資料庫。肌肉測試就是接觸此訊息的一個方式。肌肉測試就是用這種方式，幫你找到儲存在你生物電腦裡的檔案，不然你可能永遠也不知道有此檔案的存在。

治療自己小的過敏情形

注意：這種減敏程序只適用於處理小的過敏反應，不適用於嚴重或有危及生命的過敏病症。當你吃下某種東西或曝露於某種環境物質下，如果氣喘發作，或是喉嚨緊縮、心跳改變時，不要用這個方法。這時，應向受過這種減敏技巧訓練的專業人士求助。

不要在懷孕時用這個方法治療過敏。如果你覺得自己可能懷孕，也不要用這個方法。因爲用來治療過敏的穴位，可能引起子宮收縮，因此在分娩前，禁止在懷孕期間使用這種方式。

假設你沒有懷孕，而且沒有嚴重或有生命危險的過敏反應，你可用這種指壓減敏法。首先，檢查你是否對一般食物與營養素有過敏現象。收集下列東西的小樣本：

- ❑多種維他命（不含礦物質）。
- ❑多種礦物質（不含維他命）。
- ❑維他命B群。
- ❑維他命C。
- ❑橘子。
- ❑草莓（新鮮或冷凍皆可，但不能添加糖）。
- ❑全脂牛奶或奶油。
- ❑全麥麵粉。

- 有玉米粒的圓麵包、冷凍玉米（不含添加劑，甚至不能加鹽）、爆米花（還沒爆開的也可以）、燕麥片或玉米粉。
- 大豆。
- 花生。
- 南瓜派綜合香料（月桂、肉豆蔻、薑）。
- 義大利綜合香料（迷迭香、羅勒、牛至葉粉、百里香）。

1. 進行下列測試程序，找出你身體對「是」與「否」的反應訊號。用你的大拇指與小指做成一個圓圈。另一隻手的大拇指與食指做成一個圓圈，並試著將此圓圈塞入第一個圓圈，分開大拇指與小指。問你自己回答「是」的問題，看你做的第一個圓圈會不會很容易就被第二個圓圈打開來。接下來，問回答「不是」的問題，看你的圓圈是合緊或分開？用這個方式當成生物回饋，你需要對每個問題有一致的反應。例如我在回答「是」的問題時，肌肉比較有力（手指無法分開），回答「不」的問題時，肌肉比較沒力。

2. 將東西擺在陶瓷、金屬、紙板或玻璃（不要是塑膠材質）的容器裡，放在你的膝上，然後用大拇指與小指做成一個圈圈，看你是不是可以打開這個圈圈。把可能引發過敏的東西擺到離你至少有三十公分遠的地方，再比較看看你手指的力道。

3. 問你自己：「這種東西對我身體好嗎？」然後試著打開兩個手指形成的圈圈。假設肌肉有力量的反應對你而言為「是」的答案，如果你無法打開這個圈圈，你的身體告訴你「是」的答案，那就代表這東西對你身體好。如果你很容易就打開手指的圈圈，你的身體告訴你「不是」，表示這種東西對你不好。

4. 問你自己：「我一天必須做減敏幾次？一次？」試著打破圈圈，如果答案是「是」（例如，圈圈很牢固），繼續問：「兩次？」試著打開圈圈。只要答案一直是「是」，就繼續問下一個數字，直到答案成為「不是」（例如，你可以輕易分開圈圈）。你必須接受減敏的次數是此數字的前一個數字。

例如，假設你問自己：「我一天該治療自己幾次？一次？」圈圈很牢固。你繼續問：「兩次？」圈圈仍很牢固。你再問「三次？」圈圈仍很牢固。你再問「四次？」結果你的食指打開這個圈圈，這表示你身體告訴你，需要治療三次來解除敏感。

用這種簡便的個人測謊器試驗再做一次，看結果是不是一樣（如果你得到的答案前後不一致，或是你覺得自己無法這麼做，最好找受過訓練的專業人士幫忙）。接下來，問你自己必須治療多少天。當你知道一天要治療多少次，還有要治療多少天，你就可開始第一次治療。

5. 將某個過敏原樣本放在你的膝上，像前面一樣。

6. 按壓你身體兩側共四處的指壓穴位一分鐘：

· 拇指與食指合在一起時，兩個指頭之間蹼狀組織的最高點。

· 你的腳的大拇趾與第二趾之間的位置。

每次你以指壓方式治療自己時，要把過敏原樣本放在你膝上、口袋裡或身上其他地方。在做完治療後，檢查看看你是不是對此過敏原仍是原來的反應。如果是的話，請找研究過NAET的專業人士幫忙。如果過敏反應減緩，恭禧你！你已用這種簡單的方式，解除你的過敏困擾。

參考文獻

❶Laura Norman, *Feet First* (New York: Fireside, 1988), 17.

❷Harriet Beinfield, L.Ac., and Efrem Korngold, L.Ac., O.M.D., *Between Heaven and Earth: A Guide to Chinese Medicine* (New York: Ballantine, 1991), 253.

❸Dr. J. V. Cernery, *Acupuncture Without Needles* (West Nyack, N.Y.: Parker Publishing, 1974), 87.

❹Michael Reed Gach, *Acupressure's Potent Points* (New York: Bantam, 1990), 212.

❺Cerney, 66.

❻Doris, J. Rapp, M.D., *Is This Your Child's World?* (New York: Bantam, 1996), 44.

7.思考、呼吸、運動、沐浴、灌腸

任何東西都可治癒某些人。沒有東西可治癒所有人。沒有什麼東西永遠有效。人總在不停變化。

——琴妮・阿克特堡博士

人總是變化無常。這似乎不言自明，但我們常忘了，在生活中，我們某個時候需要某種排毒方法，之後又需要別的方法來清淨身心。如果我們投資很多時間、精力、金錢與情感在某種特別的排毒技巧上，而且希望此法終身有效，一定會感到天不從人願。這是「不可能的任務」。

首先，比較實際的排毒方法是靠日常生活中最平凡不過的活動。本章就要介紹你認識可用來解決你排毒需求的日常活動。最先討論的是思考的力量，這是可以讓你脫胎換骨的方式。配合思考，你可使用淨化生命燃料的力量：氧氣。你每一次的呼吸都是一次排毒的機會！而且，從呼吸開始，你才能動起來。你也可稱肌肉力量或運動爲一種清淨儀式。

在介紹完三種不假外求的排毒方式後，你可投入另一種日常生活不可或缺的活動，用洗澡來淨身。你可靜靜地浸泡在加入瀉鹽的水中，或是跳進跳出洗刺激性的坐浴，還有學習用各種灌腸方式，洗淨潛伏在你五臟六腑中的任何殘餘毒物。

思考

這個章節專門討論思想的力量。由於思考法力無邊，有毒的思想就跟化學污染物一樣，會毒害你的生活。

「國家衛生研究所」坎迪斯．波特（Candace Pert）博士等在研究內啡肽（腦（內）啡，一種影響心情、痛覺及其他重要特質的生物化學物質）時發現，決定情緒狀態的細胞型態，不只在腦部作用，也在數不清的身體器官進行：當你哀傷時，你的肝臟也傷心，你的腎臟也難過，以此類推；當你快樂時，你的心臟、胰臟及其他器官也跟著歡欣鼓舞。

一九八〇年代，史丹佛大學一名精神科醫師原本想證明正確的心態可影響病程的觀念是錯誤的。大衛．席格爾（David Siegel）醫學博士，以轉移型乳癌病人爲研究對象，他將五十名病人編入每周分享九十分鐘的支持組。三十六名病人當成控制組。支持組的成員可談論其癌症與心情，而且成員互動密切，感情良好。他們學會如何自我催眠以及控制疼痛的技巧，但他們不知道此團體治療可改變他們癌症的病程。

出乎席格爾與醫學界意料之外，十年後，三名支持組的病人仍活著，支持組其他病人平均存活三十七個月左右，相較下控制組平均只存活十九個月。❶懷疑人士也不得不承認，畢竟「身心療法」還是有其療效！

支持組的癌症病人能毫不保留傾吐恐懼、失望、憤怒及其他很難跟家人啓齒的負面情緒。很明顯，宣洩情緒有洗滌昇華的效果，而且是不管怎樣的情緒，都要一吐爲快。不只癌症病人需要這樣的發洩，我們一般人也需要。

狄恩．歐尼許（Dean Ornish）醫學博士證明，阻塞的動脈可以不靠藥物或手術打通。在《狄恩．歐尼許醫師逆轉心臟病療法》（*Dr. Dean Ornish's Program for Reversing Heart*

Disease）一書中❷，歐尼許描述林林總總逆轉的生活型態：低脂飲食、不抽菸、每天適量運動、做瑜伽、呼吸運動及冥想。經過幾年的研究後，歐尼許才發現運動與飲食還不夠。持久且成功的心臟健康改變還包括釋放有毒的態度，如敵意、競爭、憤世嫉俗與自我中心。歐尼許為達此目的，還為參與他排毒計畫者安排一個善解人意的支持團體，幫他們眞的做到向他人「打開心房」，他在最新出版的《愛與存活》（*Love and Survival*）一書中詳細記載正向態度的治療力量。

你的生物電腦

《小麥草書》（*The Wheatgrass Book*）的作者安妮．維格摩兒（Ann Wigmore）說得好：「你的思想是向宇宙下的訂單。」你心中的圖像是什麼，你就會創造出什麼樣的身體來，就好像你將願望輸入到大自然的電腦上般明確。

二十五年來，我告訴自己，當我減重到五十七公斤時就結婚。當我看到我想與之白頭偕老的男人出現時，不靠減肥，我只花幾個月的時間，體重就從六十四公斤掉到我結婚當天的五十七公斤。三年後，我每天跟宇宙要求，我需要一部新車。我開的十五年老車已愈來愈不牢靠。我細想過我的新車要多大、馬力多強、可載多少人。它必須是美國製（因我信賴的機械只有美國汽車有），還有全家人都同意的顏色與樣式。不到一個月，一名開積架跑車的婦女在我辦公室前的街道失速，撞上我停在路邊的座車。雖然她毫髮無傷，我的汽車則完全被毀。

我用信用卡買了一部新的廂型車，正是我喜歡的，但我先生說：「親愛的，你忘記要求買車的錢了。」因此我每天改要求：「在我生日前，我們會湊足買車的錢！」（大約在三個月後）。不出幾個禮拜，我先生接到五年來一直聯絡的大企業給他回音。他們終於決定接受他的產品開發案。

汽車與錢跟排毒有關係的是：如果你無法說服自己這種另類療法的效果，就學所有偉大的演員與健康的兒童都會的：假裝。身體無法分辨想像與現實的不同。

不相信我說的？想像一片檸檬噴發出酸酸的汁液。你流口水了嗎？假裝你很樂觀，假裝你看到身體被滌淨且所有的器官都克盡其職，你的皮膚柔軟而潔淨，關節靈活，你的消化系統也愉快地吸收並使用營養。

微笑的力量

當你微笑的時候，你看到光明面，還有你生活有趣的一面。《聖經》箴言十七章二十二節寫道：「喜樂的心是良藥」，作者當時並沒有科學研究支持他的看法，但確實如此：笑能降低皮質醇，這是腎上腺分泌的壓力荷爾蒙之一。它能增加β內啡肽，這是讓你開懷、減輕痛覺、增進滿足感的生物化學成分。笑能讓你放鬆、降低血壓、減少心跳，並讓你通體舒暢。❸如果你仍懷疑這一切跟排毒有什麼關係，想想菲麗絲．狄勒（Phyllis Diller）的名言：「微笑是能擺平一切的曲線」。

據約翰．戴蒙（John Diamond）醫師所言，當你揚起嘴角，你牽引的肌肉（顴骨）會在你上胸腔的胸腺起作用。胸腺與你的免疫系統息息相關，因此戴蒙向你保證，微笑對你的免疫系統有幫助。❹即使擠出來的微笑也有效。「假久成真」，用微笑拉開你排毒的序幕吧！

呼吸

如果你學會控制呼吸，而不是用自然呼吸法，你會發現你內在具有超乎你想像的健康與治病力量。

當你還是嬰兒時，你用身體呼吸：當你吸氣時胃部脹起，呼氣時下降。這是眞正的完全呼吸。然而，長大成人後，你可能用胸腔淺淺地呼吸，因爲多數人擔心小腹突出，勝過吸氣與呼氣的品質。

然而，呼吸是你排毒計畫很重要的一環：不但免費、隨時可爲，還對潔淨細胞廢物很有效。透過呼吸，血液攜帶氧氣給缺氧的細胞，並排除呼吸的廢料二氧化碳。由於排毒與有效去除廢棄物有關，你可從簡單的呼吸動作展開排毒大計。

例如，當志願者學會呼吸運動，而且每天做二十分鐘，共做十天，他們排出的二氧化碳量明顯增多，也比呼吸訓練前多吸取氧氣。❺

呼吸能影響身體的酸／鹼值平衡（詳情參見第4章）。你身體的液體除了胃酸以外，都是鹼性。當身體維持在鹼性時，運作狀況最佳。天然療法醫師安德森，在《清潔淨化你自己》的手冊中❻，詳盡解釋呼吸的重要性。安德森指出，深度呼吸可維持身體的鹼性，而我們習慣較淺的呼吸會讓身體酸性更強。由於血液必須維持鹼性，身體必須用某些能中和酸性的礦物質，來抵擋淺式呼吸帶來的酸性。如果血液中和酸性的礦物質很少，身體會從不同部位挪用礦物質，如此一來會產生問題：如果是從膽汁挪用礦物質，膽汁會變得太酸，造成嚴重的內臟疾病。如果身體從骨頭挪用，會導致骨質疏鬆症與關節炎。❼因此，以深度呼吸維持身體的鹼性，是我們頭號的排毒技巧。

呼吸的藝術

不管是從鼻子還是嘴巴呼吸，空氣同樣都可抵達肺部，但從鼻子呼吸比嘴巴呼吸要好得多。如同第二十五頁所描述，鼻子有特別的保護構造。鼻子的鼻毛至少可清理部分的髒空氣。冰冷的空氣在通過密布血管的鼻腔，可加溫到相當體溫的溫度。熱空氣在通過鼻腔時，則可被冷卻，在抵達肺部終點站時，約與體溫相當。

觀察

最簡單的呼吸練習是觀察你的吸氣與呼氣。就這樣，沒別的。讓你的身體自由呼吸，不要去想你腰圍的尺寸。光這麼觀察就能幫助你舒緩疲憊的神經，讓你處於一種放鬆且專注的狀態，隨時隨地思考清晰且行動果決。如果你忍受不了什麼事也不做，你可盯著手錶看三分鐘，同時感覺腹部升起與落下，以及空氣通過你鼻子、喉嚨與肺臟的感覺。

淨化

以下是使用淨化呼吸的早晨儀式：向前彎，雙手擺在大腿上，曲膝。用力呼出肺裡所有的空氣。然後暫停呼吸，同時用力把腹肌壓到你的內部器官上，就好像你要把肚臍碰到脊椎上。這樣做十次，或是多做幾下到你舒服為止。深呼吸，讓你的腹部盡可能的突出，然後再穩穩且徹底地呼出空氣，讓腹部往內縮。這次，當你暫停呼吸時，用你的腹部做出轉圈圈的動作。先以順時針方向轉，然後再換方向轉圈，有助按摩內部器官。你會發現你把老舊、腐壞的空氣從你肺裡最深處排除出來。記住在你做完腹部運動後要深呼吸。

哲人的建議

印度與中國古代的哲人都發展出讓人回歸正確呼吸的運動。在印度，呼吸練習是瑜伽身心鍛鍊很重要的部分。呼吸與稱之爲「息」（prana）的生命力有關，控制息的方式就稱之爲「調息」（pranayama）。《瑜伽百科全書》（*Encyclopedic Dictionary of Yoga*）的作者喬治・福爾斯坦（Georg Feuerstein）指出，「調息是返老還童並眞能讓身體長生不老的重要方法之一。」❽有關調息的研究證實，瑜伽的呼吸技巧能改善氣喘❾、增進心臟功能、紓解情緒壓力並改善消化不良的問題。❿

一個簡單的瑜伽運動是鼻孔交替呼吸法：深呼吸數次，當你吸氣時，膨脹突出胃部。用你左手大拇指閉住左邊的鼻孔。將你左手中指舒服地抵住額頭。用你右邊的鼻孔深呼吸。用你左手的無名指閉住右邊的鼻孔，數到六，打開左邊鼻孔，然後用左邊鼻孔深呼吸。再閉住左邊的鼻孔，放開無名指，用右鼻孔吸氣，然後屏氣數到六。用左鼻孔呼氣。整個過程重複三次。

現在，從左鼻孔吸氣，並打開右鼻孔呼氣。重複做三次，從左鼻孔吸氣，屏住氣，然後用右鼻孔呼氣。最後，放開你的手，讓兩側鼻孔深深地、均勻地吸氣與呼氣三次。

當你疲倦或是頭昏腦脹的時候，用這種鼻孔交替呼吸法可讓你保持警覺與頭腦清楚。

呼吸訓練也是古代中國人很重要的技巧。中國人稱生命力爲「氣」，與呼吸控制有關的身體／精神鍛鍊稱之爲「氣功」。他們也發現透過訓練，可用呼吸來影響神經系統、心跳速度、血液循環、消化系統與其他各種自主性功能。

歌手與聲樂老師齊南西（Nancy Zi）發展出一連串以「氣功」智慧爲主的練習。在《呼吸的藝術》（*The Art of Breathing*）一書中，她建議你想像自己的肺像是一把手風琴，每次呼吸就像手風琴底部會落下，騰出空氣流動的空間。當你以這種方式呼吸時，你會覺得空氣像是進入腹部，其實空氣並沒有離開肺部。⓫然而，當你深呼吸，你的吸氣與呼氣會牽動身軀前面、兩側與下背部等處的肌肉，因此每次呼吸，除了肺臟外，身體也跟著呼吸。

好好呼吸是從情緒上（靠放鬆緊張）與身體上清淨你自己的方式。呼吸排毒的效果發生在每次呼氣時。因此記住要深深且完全地呼氣。

運動

我在《抗氧化劑：完全指南》（*Antioxidants: Your Complete Guide*）一書寫過：「不管你是年輕人還是老年人，運動可增強你的肌肉，減少你罹患心臟病與癌症的風險，減少膽固醇，讓你的骨骼強壯，皮膚有彈性不會鬆垮，幫你睡得更好，控制體重，增進自信心，增強干擾素這種抵抗病毒的蛋白質，而且可有效擺脫憂鬱沮喪的心情。」⓬因此，運動該是讓人愉快的排毒方式。

促進血液循環

運動藉著刺激微血管成長，促進血液循環。當更多的微血管深入肌肉與身體組織時，可提供更多的血液幫忙排除身體細胞的廢物，並將廢物運送到腎臟，然後以尿排到體外。

劇烈運動可釋出儲藏在脂肪細胞裡的毒素。加州沙加緬度「健康醫療」（HealthMed）排毒計畫主持人詹姆士・伍德渥斯（James Woodworth）指出：「以油爲主的化學物質、藥物殘餘與重金屬，傾向滯留在身體的脂肪中。運動時，身體會消耗脂肪，將這些化學物質釋出到血液中。」身體透過尿、大便、汗水與皮脂腺排除這些不好的東西（參見第13章有關「健康醫療」的部分）。

運動與自由基

運動有一個缺點，就是運動會形成自由基。這是「運動的弔譎」。運動對身體很好，但運動會增加身體製造危險的分子自由基，自由基與肌肉損傷、心臟病、癌症以及一長串疾病有關。⓭自由基是失去一個電子的分子，會造成分子極不穩定且反作用很強。自由基會攻擊細胞壁、細胞核以及細胞任何地方的脂肪球。每一種情況，都會導致傷害。

戶外運動讓你曝露在陽光以及高溫或寒冷之中，如此會製造更大量的自由基。此外，戶外運動常見的發炎狀況，會引起免疫反應，製造出更多的自由基。

控制自由基傷害

身體需要一些自由基做為部分的免疫力（自由基可殲滅病毒、細菌以及健康的組織）。

當自由基過多超過你身體所能控制的地步，就會形成傷害。由於傷害常來自所謂的氧化過程，保護細胞不受自由基傷害的物質即是「抗氧化劑」。抗氧化劑以三個方式幫助人體：阻止製造部分自由基、限制自由基超過身體所能負荷、與修補傷害。抗氧化劑包括維他命A、C與E，以及礦物質硒。運動者還需要輔酶Q-10。

德國研究員在一項實驗中，觀察五名二十九到三十四歲男子，在跑步機上劇烈運動後DNA受損的情形。當他們做跑步機運動前，每天先服用八〇〇國際單位的維他命E兩次，運動後每天服用一次，受傷害的情況明顯減少。尤其，當他們在上跑步機運動前，每天服用一二〇〇國際單位的維他命E兩個禮拜，其中四人的DNA完全沒有受損，另一個DNA受損情形也減少。此研究結果證實，我們需要持續服用正確的抗氧化劑劑量，以避免身體遭自由基傷害。

除了維他命E外，運動者還需要維他命C。維他命C能增強結締組織的健康，減少傷口癒合所需的時間，放鬆痙攣的肌肉，並減少發炎與四肢疼痛。服用維他命E者尤其要服用維他命C，因這兩種維他命有相輔增強作用。當維他命E在抵擋自由基耗盡時，維他命C可幫助再製維他命E，好讓維他命E可再抵擋自由基久一點。

另一個對大量運動人士很重要的抗氧化營養素是輔酶Q-10。這種酶最多的地方是肝臟與心臟，再來是在體內每個細胞裡。輔酶Q-10幫助線粒體，也就是每個細胞的能源工廠，製造生命能源。

運動人士每天應攝取的抗氧化劑	
維他命A	5,000國際單位
維他命E	400國際單位；運動量大的人800—1,200國際單位
維他命C	1到3公克
輔酶Q-10	30毫克

水

如果你曾把糖放進茶裡攪拌，你會看到大自然最普遍的液體的作用。這種液體就是水。如果你是四十歲以下的男性，水約占你體重的60%，如果你是四十歲以下的女性，水約占你體重的一半。年齡愈高，水占體重的總量就遞減。[14]

水是地球上所有生命的基本要素。水不但是貯存無機鹽、有機物質的場所，還可溶解體內細胞的氣體。它是細胞的核心建材，提供滋養細胞與讓細胞存活的環境。事實上，維持體內水分適當的平衡，是每天不可或缺的事。你無法從食物獲得足夠維持生命所需的水。你每天一定得喝水，以維持身體機能正常運作，不然你最終會被新陳代謝所累積的廢物，與大便、尿、呼吸與汗水的天然排泄物所毒害。

水是一種溶液，可溶化固體。你可用體內與體外的水，溶解細胞與新陳代謝的廢物，並將貯存在你內部的任何危害物質排到體外。

瀉鹽沐浴

瀉鹽（Epsom salt）是一種無色的硫酸鎂結晶。瀉鹽之所以有艾普森（Epsom）這個字眼，是因位於英格蘭的艾普森市是最先用瀉鹽的地方。當你喝下溶在水中的瀉鹽，可幫助排便。在洗澡水中加入瀉鹽，有助體內毒素、發炎與感染排除體外。這是靠滲透作用的效果。

滲透作用是水（或任何溶液）透過選擇性的滲透薄膜，從濃度較高的地方往濃度較低的地方移動。洗澡水中的鎂鹽被皮膚（一種選擇性的滲透薄膜）阻擋無法進入體內，但是你體內的水分能透過毛孔進入洗澡水。因此，堆積在傷口四周的液體、或是溶化在體液中的有毒物質，例如會攻擊關節造成關節炎的體液會排到身體外。

注意：

1. 如果你心臟不好或是有高血壓，不要洗瀉鹽澡。
2. 在洗澡前後，一定要喝大量的水。
3. 所有的鹽都會造成乾燥的情形，包括硫酸鎂在內，因此在洗完瀉鹽澡後，用麻油或高品質乳液滋潤皮膚。

冷水坐浴

法國天然療法醫師雷蒙‧德特雷特（**Raymond Dextreit**）指出，坐浴能幫身體加速排出廢物。冷水坐浴對便秘特別有效，也對好幾種疾病有用。冷水可刺激神經系統，促進血液循環，並增進腸胃蠕動。

德特雷特在《我們的地球，我們的治療》（*Our Earth, Our Cure*）一書中，建議下列進行冷水坐浴的步驟：⓯

1. 首先，確定浴室溫度很溫暖。如果室內溫度不夠暖，在坐浴時包裹好上身。
2. 第一次用少量的溫水，坐在浴缸裡幾分鐘。

3.接下來每一天，坐的冷水浴溫度愈來愈低，直到攝氏十八度左右。
4.水的高度不要超過恥骨以上。
5.如果覺得水很冷，不要坐浴超過三分鐘。
6.在洗澡後，用力按摩皮膚。你可用毛巾、手或毛刷按摩。

注意：下列情況不要洗冷水坐浴：

1.如果你月經正來潮。
2.如果你非常疲倦。
3.如果洗澡讓你心悸或有其他心臟方面的反應。
4.如果你全身打寒顫。

灌腸

一般而言，我們能這麼說，如果腸子乾淨，血液也乾淨。而且由於血液循環通過身體每處器官並觸及體內每個細胞，從遍布毒素的腸子而來的血中毒素會污染整個身體。為清淨身體組織，我們必須從徹底清洗腸子開始做起。

——柏納德．簡森醫師

灌腸是將水導入結腸，清洗腸子並幫忙促進腸子功能。我敢打賭，你想避開這個排毒方法，但再考慮一下：你血液的品質是視透過腸壁，釋入血液中的物質種類而定。如果你大便形成的時間很快（八到十二小時），你的大便量多又成形，又只有一點脹氣，表示你排便機能良好，你可假設好的營養素大多透過腸壁運送到你血液中。

然而，如果你在上完大號後，用很多衛生紙擦拭肛門，或是每天大便的量不接近你吃下東西的量（例如，你有一天以上沒有上大號），或是你有脹氣或痔瘡的毛病，就表示你這方面有問題，需要解決。否則，你的腸子會持續將毒素滲入血液中，讓你排毒的努力功虧一簣。

當然，一次灌腸，或連續灌腸只是暫時解決問題而已。如果你的腸子機能不好，你必須找到原因並解決問題。以下是你腸子萎靡不振幾個可能的原因：

1. 食物過敏（最可能是對穀類食品與乳製品過敏）。
2. 攝取過量的白麵粉、白糖、煮得過熟的蔬菜及其他非天然、品質差且低纖食品。
3. 缺乏水分（在你喝下一整杯水後，有多久你沒再喝水了？）。

自己灌腸

自己灌腸聽來很噁心、失禮且讓人不舒服。然而，早在三千五百年前就有人自己灌腸了！古埃及文獻記載，艾伯斯．帕派羅斯（Ebers Papyrus）就提到清洗結腸。西元前五世紀的希臘醫師希波克拉底斯用灌腸來治療發燒。據說聖經時代的艾賽尼教派，使用葫蘆來清洗結腸。幸運的是，如今你用的工具很容易操作，而且要衛生得多。

你應多久灌腸一次？你可能希望我說只此一次，永絕後患。很抱歉。答案是：要灌腸多少次需要看你的狀況而定。不管何時當你頭很痛或有發燒、罹重病、曝露於毒物下，或是在你大啖白麵粉、白糖與加氯處理的油之後，你至少得灌腸一次或更多次，以徹底清淨自己。

到你家附近的醫療器材店找灌腸器材，包括有出口的兩夸脫塑膠桶，一條可連接到桶子上的有彈性長管子。桶子應是透明的，可讓你查看水位高低。或是從藥房買標準的橡膠灌腸袋，袋上附有一根管子與硬的塑膠頭。

不管是用桶子或袋子，都需要配備能調節水流的控制裝置。你可能還需要潤滑劑。用**K-Y Jelly**或是其他無毒的物質，如炒菜油或是弄破一個維他命E膠囊，不要用凡士林。當你如此辛苦排毒時，你可不希望有石油產品在你體內污染你！

將管子與桶子或袋子連接好。當你用溫水注滿桶子或袋子時，管子要用控制裝置關緊。如果你有重病，最好用蒸餾水或過濾水。將桶子或袋子吊在離你臀部四十五公分的地方。浴缸的水龍頭是很好的地方。曾有一名婦女用鞋帶與勾子，將灌腸用具固定在淋浴的水龍頭上。

如果你的浴缸夠長，能舒服地躺在裡面，先在浴缸裡放熱水，直到浴缸被烘得暖暖的（在你進去前，把水放光）。或是在你浴室的踏墊上放幾條厚厚的毛巾，上面再用防水油布或從家庭保健用品店買的防水紙覆蓋好。

打開控制裝置，讓管子底端的水流到空的浴缸裡。這樣能壓出管內任何空氣。現在，再把控制裝置關緊。

用潤滑劑擦拭管子底端，方便管子能塞進肛門。跪在浴缸裡，或靠近浴缸、墊上柔軟毛巾的地板上。拿起管子，插入直腸，約是管子十到十二公分的距離。現在用左側側躺下來，雙膝彎曲。

打開控制裝置。水會流進你直腸。如果你覺得不舒服，彎曲管子，讓手中的管子對折。這是停住水最快的方法，到你準備好讓更多的水流進直腸，再鬆開手。如果你需要空出手來按摩肚子，關上控制裝置。

當你達到你的極限或當桶裡的水用完，關上控制裝置（這樣可防止水回流。再者即使桶子空了，管內仍有水）。從體內取出管子，將管子丟到浴缸裡。

看你能不能左右移動你的臀部，以有節奏的方式收縮臀部，或是告訴自己放鬆，有意識地放鬆你的肩膀、頸部與下身，讓水在你體內停留的時間久一點。

按摩你的肚子，從左邊往上、橫向，再右下的方向按摩，這是與糞便形成的方向相反。如果想讓腸壁釋出任何阻塞的糞便，可按摩你的右側與背部各處。將水排到馬桶。現在你可以從右上再左下的方向按摩，幫助水排泄出來。最好重複此程序，直到排出的是清水。

用熱的肥皂水徹底洗乾淨灌腸器材，然後風乾。用肥皂或消毒劑徹底清潔浴室表面。

注意：

1. 灌腸當天，要喝大量的水，補充身體水分與電解質。

2. 灌腸不可當成解決你便秘的問題，便秘是由不當的飲食習慣造成的。如果你懷孕或腸子剛動過手術，不能灌腸。

3. 爲兒童或嬰兒灌腸時應特別小心，避免刺穿他們的腸壁。事實上，灌腸不是矯治兒童消化問題最好的方法。最好幫兒童處理他們日常生活的壓力，給他們補充活性乳酸菌增加腸內益菌，並避免他們吃會刺激消化道的食物，如乳製品、蛋、穀類食品、玉米、花生與大豆。

各種不同的灌腸種類

不同的人有不同的灌腸方法。以下列舉幾個灌腸方法：

1. 熱水（攝氏40—43度）：增加血液流向肚子。對腹瀉、腸子寄生蟲、其他腸子毛病與身體遠處的疼痛包括頭痛在內等，很有效。⑯

2. 溫水：大部分的灌腸都適用。

3. 炭：可吸出毒素。將一湯匙的炭溶進兩百二十公克的溫水中。可在健康食品店買到膠囊炭或大批散裝的炭。將水桶放在不超過肩膀的高度，這樣炭水進入直腸的速度較溫和，而且可停留在體內且被吸收得久一點。阿格沙・特羅許（Agatha Thrash）醫師等在《家庭治療》（*Home Remedies*）書中指出[17]，以炭水灌腸是治療蛇咬、腎衰竭、藥物過量、其他中毒狀況或發炎感染最好的療法。

4. 皀土：泥土可緩解發炎的消化道。天然療法醫師安德森寫道：「皀土可吸收是其重量一百八十倍的毒素、細菌與寄生蟲。」[18]琳達・蕾克特—佩姬（Linda Rector-Page）醫師在《健康治療》（*Healthy Healing*）一書建議[19]，每袋或每桶灌腸，用半杯皀土。

5. 大蒜：可破壞寄生蟲、病毒與細菌。蕾克特—佩姬在《健康治療》中建議，將六瓣大蒜拌入兩杯冷水中。[20]瀝掉大蒜。加入一夸脫水做灌腸。

6. 活性乳酸菌：這是我們消化道中的一種益菌，有助吸收養分並抑制導致疾病的細菌過量生長。由於嗜酸細菌與另一種比菲德氏菌，是健康消化道中最常見的細菌，你不必擔心使用太多的活性乳酸菌。一般情況，在灌腸的桶或袋內加入一百一十到一百七十公克的粉末。

塞劑

使用塞劑的目的不在清理腸子，而是讓有療效的物質透過結腸壁進入你的血液。爲達到此目的，要盡可能讓液體留在你體內。最好能讓液體留在你體內十五到二十分鐘。停留的時間愈長愈好。不過最初你可能做不到五分鐘。

切記這些排毒技巧不可能一勞永逸，所以看不到立竿見影的效果，千萬別因而氣餒，半途而廢。眞實的人生也只是近似理想而已。

咖啡塞劑

這可能對你來說耳目一新，但自馬克斯·葛森（Max Gerson）醫師在一九三〇年代引介後，效果卓著。葛森用咖啡塞劑治療癌症病人，幫他們的肝臟釋出毒素、膽囊釋出膽汁、腸子運作得更好，身體機能更有效率。

派屈克·麥克葛羅迪二世（Patrick McGrady, Jr.）說：「當癌症細胞瓦解時，其毒性極強。」他的「癌症救援」（CANHELP）服務，提供癌症病人全球有用的療法資訊。㉑「不

蘇西・薩克絲頓，43歲，加州阿古羅山：「我第一次用咖啡灌腸是希望治療反覆出現的支氣管炎。我認爲此疾病跟我打BCG疫苗有關（這是治療薩克絲頓乳癌的一種疫苗），也有可能是我的免疫系統因爲抗癌變得比較弱。因此我試過很多辦法都不管用，最後我嘗試做咖啡灌腸，而隔天我就覺得舒服多了。我發現，如果你早上做咖啡灌腸，當天稍晚就會覺得很舒服。

接下來一、兩年，一旦我覺得支氣管炎將發作，做完咖啡灌腸後，就不會病發。過去幾年，大衛與我要是有什麼不舒服超過24小時，就用咖啡灌腸，而且眞的能讓我們馬上好起來！」

蘇西的丈夫大衛・傑克森，52歲：「某日早上我有些發燒。我覺得不知所措，緊張不安。我感到鼻塞還有肚子痛。這些症狀持續到午後4點。我沒有服用止痛劑，而是做咖啡灌腸。結果疼痛消失了，而且信不信由你，我的鼻子也通了。」

管你用什麼方法殺死癌細胞，即使是用化學治療，你也應該用咖啡來灌腸。」

此療法效果主要靠咖啡重要的活性成分咖啡因。據艾恩・高勒（Ian Gawler）醫師指出：「咖啡因以灌腸的方式進入直腸後，被直腸靜脈吸收，進入門脈，再從門脈直接進入肝臟。然後在肝臟刺激膽汁。膽汁是汰除身體有毒物質很重要的工具。」[22]

高勒是澳洲的獸醫，他定期用咖啡灌腸解除他骨癌的疼痛，並幫助身體排毒。事實上，很多癌症患者有相同的經驗：咖啡塞劑能減輕他們的疼痛。

用新鮮的研磨咖啡，以有機方式種

植的咖啡尤佳。將兩湯匙咖啡加入一品脫水中。煮沸，然後以文火慢煮十分鐘。瀝出咖啡。不要過濾。過濾會去除棕櫚酸鹽，這是能刺激身體穀胱甘肽轉移酶發揮抗癌效果的化學物質。

在等咖啡冷卻時，先用水做灌腸，去除你內部的污物，以便有更大的空間讓咖啡停留在你體內十到十五分鐘。當咖啡冷卻到相當體溫時，倒入灌腸的桶或袋內。

類似用水灌腸的程序（見一七六頁），讓咖啡留在你體內。讀些書報雜誌可轉移注意力。你也可用一些東西墊高臀部，例如將靠枕對折，然後用塑膠防水布覆蓋好，或是將靠背上下顛倒過來，同樣覆上塑膠防水布。

把咖啡留在體內的時間愈久，身體就愈能吸收進去。當你沒辦法撐那麼久，或已過了二十分鐘，就把咖啡排出體外。

小麥草塞劑

小麥草？是的！割下稻子初期的綠草，用舊式、鐵鑄的絞肉機絞拌，製成暗綠色、有葉綠素刺激味道的小麥草汁。或是用小麥草電動打汁機打成汁。或是將小麥草製成粉狀，再調入開水飲下。

小麥草有很豐富的營養素：一百公克的小麥草（相當於五分之一磅）有超過兩萬三千國際單位的維他命A、三十二公克蛋白質、一百毫克葉酸、三十四克鐵、五十一毫克維他命C、五百四十三毫克葉綠素、以及我們身體生物化學物質的能源酶。

一名醫師稱葉綠素爲「綠色奇蹟」。㉓科學證實葉綠素可控制細菌的成長、刺激受損的組織復元、減輕疼痛、減少發炎、除臭、治療內外在傷口與潰瘍。它有助通便與減少脹氣。研究人員發現，小麥草與其他穀類植物以及綠色蔬菜的葉綠素，能抑制食物與環境中多種有毒物質致癌的效果，例如：輻射、煤塵、炭烤肉類與紅酒。㉔

一項研究，測試名爲Kyo-green的產品，結果發現能幫助免疫系統，有助抗癌。Kyo-green是種粉狀飲料，含有小麥草、大麥幼苗、綠藻（一種海藻）與褐藻。有實驗資料顯示，這些綠色物質能保護我們預防突變與癌症，並能增進我們的免疫功能。㉕

你可在當地的健康食品店、果汁吧或農夫市場找到小麥草。你也可向經銷商訂購，或要他們送給你。等你有辦法將小麥草榨成汁後，才買小麥草。小麥草汁很難萃取，因其莖部很硬。不要用家裡一般的果汁機榨小麥草汁，不然馬達可能爆裂。如果你打算定期喝小麥草汁，可買專門製小麥草汁的果汁機或用鐵鑄的舊式絞肉機。

種小麥草很容易。跟果汁吧買，可能二十八公克要一美元。但你自己種，二十八公克只要幾美分。詳情請參照維格摩兒的《小麥草書》㉖或與經銷商連絡。

首先，準備五十六到七十公克的小麥草汁。接下來，做一次溫水灌腸。這樣能清淨內部，並讓你的直腸能留住塞劑。

排掉水後，等直腸放鬆。洗乾淨灌腸袋或桶以及管子。如果你用的是小麥草粉，加兩湯匙小麥草粉到半杯水中。如果你用新鮮小麥草汁，倒幾十公克你自製或買來的小麥草汁到桶子、袋子內，或用更方便的注射器注入直腸。

如果你用的是桶子或袋子，打開控制器，讓小量的小麥草汁流到一個杯子中，擠掉管中的空氣。再關緊，將剛才流出來的果汁倒回桶子或袋中。將桶子掛在把手上，好讓桶子往前傾。如果你用的是灌腸袋，如果可能的話把袋子傾斜一點，讓小麥草汁能流到管子裡。

如果你用的是注射器，而不是桶子，在你移開注射器前，要一直用手推擠，避免液體回流。

仰躺，臀部用塑膠覆蓋的靠枕或是倒過來的靠背墊高。在排到馬桶前，盡可能將小麥草汁留在體內。留在體內的時間愈久，就吸收得愈多。

排汗

只要你有補充流失的液體與礦物質，排汗是既安全又愉快的排毒方法。汗水能將腸子、膀胱或呼吸無法排出的不好物質攜出。很多過來人表示，用排汗以及補充營養的方法，能治癒從關節疼痛到波灣戰爭症候群等多種病痛。

你皮膚上有三百萬個汗腺。27多數釋出水分、鹽分與直接在皮膚表層溶解的物質。這些腺體稱爲分泌腺，大多位在你的手掌與腳底上，但也可見之於上唇、前額、頸、胸及其他身體部位。第二種汗腺稱之爲頂泌腺，多半位在腋下與私處一帶。這些汗腺可分泌像是荷爾蒙的外激素，外激素在性吸引力上扮演很重要的角色。然而，這裡我們有興趣探討的是沒什麼吸引力的純排汗。

位在皮膚表層下的血管會將不好的物質釋入你的汗腺。然而，99%的汗是水，因此在排汗後你得注意補充水分。至於要補充多少水分得視你身高體重而定（如一百八十七公分高、一百二十七公斤的男子，得比一百五十四公分瘦小的女子，補充更多的水分）。研究運動員表現的專家，鼓勵運動員以喝等量的水，來補充流失的汗水，避免心臟負荷過多的壓力並降低體熱。[28]對非運動員來說，這也是很好的建議。

你能排出多少汗水，不只跟你的體重與身型有關。每個人的活性汗腺數目不盡相同。被皮膚科醫師稱爲異位性皮膚炎的人，容易有花粉熱等過敏反應，而且不像其他人般容易排汗。異位性皮膚炎的人要小心，因爲體溫很容易變得過高。

當汗腺負荷量比平時大時，任何人都會流過多的汗。例如很多人在越南時，痱子長得很厲害，這是因汗腺在高溫、極度焦慮的環境下，負荷量過大，造成皮膚刺激起紅疹。如果汗腺一直處在極高溫的情況下，無暇喘息，就有中暑的可能。

清淨細胞

卡爾森．華德（Carlson Wade）在《清淨內在》（*Inner Cleansing*）一書中介紹下列簡單的清淨細胞儀式：[29]

1. 坐在蒸氣騰騰的浴室裡十五分鐘左右。要確定你有排汗。

2. 放掉熱水，以冷水淋浴約三分鐘。你應會有刺刺的快感。熱水會打開你的毛孔，將毒素釋放到水裡。冷水會關閉毛孔，不讓污染物進入體內。最後用一條粗糙的毛巾用力擦乾自己，進一步排毒。

如果你是健身俱樂部的會員，你可使用俱樂部的三溫暖或蒸氣室來滌淨細胞。

如果想瞭解由醫師監督的排汗排毒計畫，參見第13章的〈健康醫療〉（HealthMed）部分。

這幾章我們介紹一些最簡單且花費最少的排毒技巧。接下來將介紹其他需要較多花費與比較複雜的排毒方法。

參考文獻

❶David Siegal, "Psychosocial Aspects of Cancer Treatment," *Seminars in Oncology* 1 (Suppl 1), S1-36-S1-47 (Feb. 24, 1997).

❷Dean Ornish, M.D., *Dr. Deam Ornish's Program for Reversing Heart Disease* (New York: Ballantine, 1992).

❸Allen Klein, *The Healing Power of Humor* (Los Angeles: Jeremy P. Tarcher, 1989)., 19.

❹John Diamond, M.D., *Your Body Doesn't Lie* (New York: Warner, 1989).

❺Yet Aun Lim et al., "Effects of Qigong on Cardiorespiratory Changes: A Preliminary Study," *The American Journal of Chinese Medicine,* 1993; 21(1): 1-6, As listed in Clinical Pearls 1993, edited by Chelsea J. Carter, et al. (Sacramento, Calif.: ITServices, 1994), 94.

❻Richard Anderson, N.D., N.M.D., *Cleanse and Purify Thyself* (self-published, 4th ed., 1994).

❼Anderson, 119.

❽George Feuerstein, *Encyclopedic Dictionary of Yoga* (New York: Paragon House, 1990), 267.

❾Virendra Singh et al., "Effect of Yoga Breathing Exercises (Pranayama) on Airway Reactivity in Subjects With Asthma," *The Lancet* June 9, 1990; 335: 1381-1383.

❿Breath Control, "Yoga," in *Alternative Medicine,* the Burton Goldberg Group, comp. (Fife, Wash: Future Medicine Publishing, 1995), 471.

⓫ Nancy Zi, *The Art of Breathing* (Glendale, Calif.: Vivi Company, 1997).

⓬ Carolyn Reuben, *Antioxidants: Your Complete Guide* (Rocklin, Calif.: Prima, 1995), 160.

⓭ Gunter Speit, M.D., et al., *Mutation Research* April 1995; 346: 195-202. As reported in "The Exercise Paradox" by Jack Challem, *Let's Live,* August 1996: 39.

⓮ "Water, Electrolytes and Acid-Base Balance" by H. T. Randall in Modern *Nutrition in Health and Disease,* Sixth Edition (Philadelphia, PA: Lea & Febigir, 1980), p.355.

⓯ Raymond Dextreit, *Our Earth, Our Cure,* trans. Michel Abehsera (New York: Swan House, 1974), 58. A newer edition was published by Carol Publishing Group in 1993.

⓰ Agatha Thrash, M.D., and Calvin Thrash, M.D., *Home Remedies* (Seale, Ala.: Yuchi Pines Institute, 1981), 78.

⓱ Ibid.

⓲ Richard Anderson, N.D., N.M.D., *Cleanse and Purify Thyself* (self-published, 4th ed., 1994).

⓳ Linda Rector-Page, N.D., Ph.D., *Healthy Healing* (Sonora, Calif.: Healthy Healing Publications, 10th ed., 1996), 446.

⑳Ibid.

㉑CANHELP, Patrick McGrady, Jr., 3111 Paradise Bay Road, Port Ludlow, WA 98365-9771 (360/437-2272; fax 206/437-2272).

㉒Ian Gawler, D.V.M., *You Can Conquer Cancer* (Melbourne: Hill of Content, 1984), 93.

㉓H. E. Kirschner, M.D., in *Nature's Healing Grasses* (Riverside, Calif.: H. C. White, 1960), quoted in *Cereal Grass* [see note 23], 42.

㉔Ronald L. Siebold, ed., *Cereal Grass,* (New Canaan, Conn.: Keats, 1991), 44-48.

㉕Benjamin Lau, H.S., M.D., Ph.D., et al., "Edible Plant Extracts Modulate Macrophage Activity and Bacterial Mutagenesis," *International Journal of Clinical Nutrition,* July 1992; 12(3): 147-155, as published in *Clinical Pearls 1992,* compiled by Kirk Hamilton PA-C (Sacramento, Calif.: ITServices, 1993), 128.

㉖Ann Wigmore, *The Wheatgrass Book* (Wayne, N.J.: Avery, 1985), 65.

㉗Charles B. Clayman, ed., *The American Medical Society Encyclopedia of Medicine* (New York: Random House, 1989), 958.

㉘Edward F. Coyle and Scott J. Montain, "Benefits of Fluid Replacement with Carbohydrate During Exercise," *Medicine and Science and Sports and Exercise,* 1992; S324-S330. In *Clinical Pearls 1993* [see note 5], 149.

㉙Carlson Wade, *Inner Cleansing* (West Nyack, N.Y.: Parker Publishing, 1992), 158.

第3篇

下一步——一般花費的排毒法

8.來自土地與深海的補充劑

補充營養一詞包括使用維他命、礦物質及其他食物要素，以維持健康以及預防或治療疾病。

——麥可・穆瑞醫師

健康的基礎不在於醫學或手術方式有突破性的發展，而是在於每天喝八大杯水、以水果沙拉當甜點、經常運動、態度樂觀以及朋友們的支持。然而，日常生活總有不足的時候，如果要維持健康，就需要額外的補充。

你的肝臟可能與生俱來在處理污染物時，就比別人差。你的肺臟與免疫系統可能先天就對天然花粉與黴菌特別敏感。這可能是遺傳使然、意外傷害，或與癮君子一起生活、工作或有其他環境污染所致，也可能僅僅是慢慢累積而來的傷害。

不過，你也可能身心康泰，而且想一直保持下去。本章稍後將告訴你，即使絕佳的飲食也可能無法提供你足夠的基本營養，維持身心健康。不管是什麼因素導致你健康欠佳，只要你選擇的補充劑能提供你所需的營養素或是能預防疾病，這都對你有益。

每當我們想到補充劑，很容易就聯想到個別的維生素如維他命C。然而，補充劑還包括海菜與藻類，這類特殊食品可提供身體廣泛的營養。

營養補充劑

理想世界中，農人的田地是一片黑黝黝、富含營養的沃土。植物盡情吸取土壤裡的礦物質，接受從藍天降下來無污染的雨水滋潤，而且在最成熟的時候被採摘下來。你吃下此富含養分的身體燃料，充分滿足身體細胞的每一種需求。

一世紀前，此田園景緻可能存在過：在美國種植的植物都是在成熟時才採摘下來，營養豐富。成年人少有心臟疾病與癌症，兒童更是少見。如果能阻止因傳染性疾病造成的早夭，每個人都能健健康康地長命百歲。

時至今日，雖然我們能扼阻很多減少壽命的傳染性疾病，但身爲萬物之靈，我們卻飽受細胞污染與營養不良之苦。這些情況能讓病痛拖得更久，但卻經年累月活在痛苦的退化性疾病中。

時下我們的營養狀況又大異其趣，甚至以蔬果與穀類維生的素食者也可能無法攝取到足夠的維他命與礦物質，很難找到覺得自己身強力壯的人。因此，你需要營養補充劑適當地滋養細胞，本章稍後會告訴你，攝食海菜與藍綠藻也有幫助。

在以往農人以及大眾都誤以爲，農作物的產量愈高，愈能提供人們充足的營養。事實是，當美國「農業部」將種在人造肥料裡的植物脫水後，他們發現這些穀類、水果與蔬菜，明顯比有機植物或野生植物所含的蛋白質、維他命與微量礦物質要少得多。有些情況是人造肥料種植出來的植物，僅含有機植物一半的營養。

麥可・柯根（Michael Colgan）博士爲研究他的出生地紐西蘭的食物養分，與同事從不同的供應商購買各種食物，然後測量其維生素原A的成分。維生素原A的「每日攝取建議量」（RDA）爲五千國際單位。柯根的同事發現，一百公克的胡蘿蔔，維生素原A的含量從七十國際單位到一萬八千五百單位不等。

柯根研究小組特別在當地一家超市購買橘子，這粒橘子看來、聞來且嚐起來都很正常，但就是沒有維他命C！相較之下，他們向橘農買剛採摘下來的橘子，結果每個橘子含有一百八十毫克的維他命C（營養含量表上常標示橘子含八十毫克的維他命C）。

即使你買到富含維他命的新鮮果蔬，但等你將萵苣貯存在室溫下一天，就已失去一半的維他命C。存放在冰箱三天的萵苣，也會流失同樣的營養。經過烹調，會再流失25%的維他命C以及70%的維他命B_1。當脫水的豆子製成罐頭食品，其四分之三的維他命B_5與B_6都會消失。

我們每天都吃些什麼？我們多數人，吃的不是豆類，而是以白麵粉製成的新月形麵包、硬麵包、麵食、蛋糕、餅乾、鬆餅與穀類食品。這些是我們日常生活的主食，多由麵粉製成，其中的維他命B_5、B_6、磷與鎂在磨成粉之際就已消耗殆盡，即使標示上註明是強化白麵粉也不例外。因爲強化麵粉只補充極微量的原始營養（例如，強化麵粉含〇．七七毫克的鋅，然而全麥麵粉含有三．一九毫克）。

因此，下次你聽到有所謂的專家信誓旦旦地說，你可從日常生活飲食獲得所有所需的營養素，不妨問他可在哪裡買到。

為什麼我們的農作物沒有營養？

到處都買得到的人造肥料，含有很高的氮，可讓農夫無需休耕就可年復一年種植同樣的農作物。但是這種土壤裡的微生物，沒有足夠的時間來滋養土壤。

五十年前，密蘇里大學的威廉·亞伯瑞奇（William Albrecht）醫師證實，有機種植的植物與以人造肥料種植的植物之間的營養有差別。亞伯瑞奇並排種植兩株葡萄樹，一株用有機土壤種，另一株施以人造肥料。最後兩株葡萄樹交織一起。結果即使兩株藤蔓互相纏繞，蟲也只咬用人造肥料滋養的那株。

在亞伯瑞奇對不同的土壤進行實驗時，美國參院也發布美國土壤養分不合格的報告。參院在一九三六年發布第二六四號文件中指出：「時下沒有人能攝取足夠的水果與蔬菜，供應身體健康所需的礦物質，因爲人的胃沒有大到可裝得下如此大量的果蔬。」該文件指出，原因是種植食物的「成千上萬畝地不再含有足夠的礦物質」。

當時一碗菠菜含有一百五十毫克以上的鐵，就被視爲缺乏營養。時至今日，一碗菠菜可能只含一毫克的鐵！或舉可預防心臟病與癌症的礦物質硒的例子。缺硒的紐西蘭小麥，其硒的含量是富含硒的南達科他州小麥的千分之一。或許你會說這有什麼大不了？研究員雷蒙·宣伯格（Raymond Shamburger）比較癌症與心臟病以及硒的地理分布狀況，他發現缺硒的州的居民比富含硒的居民，死於心臟病的風險多三倍。癌症的情形也一樣。住在俄亥俄州利馬的居民，血液中硒量最低，他們也有最高的罹癌率。

要攝取足量

柯根在《你自己的維他命檔案》（*Your Personal Vitamin Profile*）一書中，幫你找出你個人所需攝取的營養補充劑量。以下是一些建議，不妨從富含營養的食物著手：

1. 以海菜攝取多種礦物質：用紅藻或褐藻片做爲鹽的替代品，或用昆布、羊栖菜或黑海帶煮湯，然後拿掉海藻，只喝湯。
2. 以啤酒酵母攝取鉻與完全的B群：一天服用十二片，或將一湯匙啤酒酵母粉加入蕃茄汁中。

3.藍綠藻、綠藻或螺旋顫藻：每種營養濃縮劑在包裝上都有標示建議劑量。一般來說，你慢慢增加服用劑量；例如，開始吃藍綠藻，一餐吃一片，連續吃一週，然後第二週起每頓吃兩片，再來每頓吃四片（這是很小的藥片）。至於綠藻，建議劑量是每天十五片。

攝取這些完全的食物補充劑後，你可能會出現身體排毒引起的症狀，如頭痛、噁心、皮膚起疹子、頭暈或是肌肉或骨頭疼痛。多喝水！先減量，再慢慢遞增到服用高劑量。你的目標是排毒，但不要有生病的感覺。你的身體花好幾年時間堆積毒素，你也該善待自己，花幾個月時間慢慢排毒。

不過，你應該立刻回歸健康生活型態。以有機果蔬與全麥穀類食品(如果你能消化的話)打基礎，以及每天服用多種維他命與額外的維他命C。你服用的綜合維他命應包括維他命A、C、D、E與完全的B群（B_1、B_2、B_3、B_5、B_6、B_{12}、纖維糖、維生素H、多氨基苯甲酸PABA、膽鹼與葉酸）。還應包含能在體內轉變成維他命A的維生素原A。

每天服用一顆含有所有已知維他命的藥丸是可能的。但礦物質另當別論，礦物質本來就比較大，除非你礦物質補充劑上的標示建議你服用好幾片，不然你無法攝取足夠的礦物質。至於多種維他命／礦物質製造商可能爲了行銷目的，將一些礦物質加入配方裡面，但如果建議劑量是一天服用一或兩片，此補充劑中的礦物質不可能滿足你所需。任何多種礦物質補充劑都是又大顆且服用量也大，需要你一天服用六到八顆，才能獲得足夠的量。

如果你受不了服用這麼多的礦物質補充劑，那就從食物中獲得所需的礦物質，如海菜、藍綠藻或螺旋顫藻。除此之外，爲健康起見，還是要服用特別的補充劑。

以下是身體發出需要營養補充劑的求救信號（括號內是可能所需的營養）：

1. 兩臂背面的皮膚摸起來粗粗的（維他命A）。
2. 刷牙時，牙齦出血，或是身體很容易瘀青（維他命C、生物類黃酮還有可能是鋅）。
3. 大便不成形且顏色比較淡（維他命C與銅）。
4. 味覺或嗅覺不靈敏或沒感覺（鋅）。
5. 甲狀腺不足（鋅與銅以及維他命B_6）。
6. 很難消化脂肪食物（脂溶性維他命A與E也會很難消化）。

7.濕疹──皮膚紅腫、起鱗片且搔癢（鋅，以及重要脂肪酸來源如亞麻籽油與維他命B_6）。

海藻

對多數美國人來說，一提到海藻，總想到被海浪沖刷到海灘邊、成堆有臭味的暗色條狀物。一定不美味可口。然而，日本人嗜食各種海中植物，而且調理得當的話，不但很可口，更可解除你身上兩大破壞力十足的毒素：輻射與重金屬。

二次大戰殘留下來的輻射物、大戰後數年進行的地上核子試爆、還有車諾比核能電廠與三浬島事件等核能意外事故、以及從地底放射出來的氡，都是放射性物質如鍶90的來源。這些污染物與鈣結合後，會累積在深綠色蔬菜與牛奶等的食物來源中。當你吃下污染的食物，鈣會成爲你骨骼結構的一部分，附著在其上的輻射物質會開始破壞你的骨髓。

褐藻酸鈉（sodium alginate）能防止鍶90被身體吸收，它會與鍶90結合，形成不能溶解的化合物褐藻鍶，然後經由腸子排出體外。這種含有褐藻酸鈉的海藻還可幫身體釋出先前已吸收的放射性物質，並修補之前放射性物質所造成的傷害。

褐藻還提供一種不能消化的纖維，可增加糞便的量並在不刺激腸壁的情況下，加快糞便形成的時間。此外，褐藻能抑制膽汁被吸收，減少罹癌的風險並降低膽固醇。據說日本婦女罹患乳癌機率較低，多歸功於吃大量的褐藻。

蘇珊・魏德（Susun Weed）在《治病方法》（*Healing Wise*）一書中建議：「將海藻當成貼身保鑣」。褐藻中的褐藻酸鈉可防止身體吸收有毒金屬，如鉛、砷、汞、錫以及鎘，並有助身體排除已吸收的有毒金屬。海藻富含蛋白質、維他命、礦物質與神奇的褐藻酸鈉，讓此來自大海的禮物擁有珍貴的治療力量。魏德說，每天吃海藻「營養大餐」可增進心血管、內分泌、消化與神經系統機能，使毛髮更健康、增進性慾、消化更好、改善過敏、月經來潮與更年期更順暢、攝護腺良好、維持標準體重以及精力充沛。

《治病藥草》（*The Healing Herbs*）一書的作者茱迪絲・班恩・赫利（Judith Benn Hurley）建議，吃海藻最好從海苔片開始，這是烤成美味可口、薄薄一片的點心。我女兒與我喜歡將海苔片當零食，撕開來吃（但記住吃完後要當眾咧嘴微笑前，要先刷掉塞在牙縫裡的海苔）。這是包白米飯如壽司很有用的東西。你還可將海苔片丟到熱騰騰的麵或湯裡面。

其他海藻包括扁平大片的昆布；薄薄、小條的羊栖菜；以及紅色波浪狀的紅藻，跟褐藻一樣，都可當成鹽的替代品。

養成丟一片昆布到湯裡的習慣，然後在上桌前再拿開。你不一定非吃昆布不可，因其所含的礦物質已進入湯裡。

藻類（藍綠藻、綠藻、螺旋顫藻）

這些食物都有製成很容易吞服的小藥丸，即使兒童也可服用。

《健康治療》一書作者蕾克特—佩姬醫師稱，藍綠藻含有「時下最豐富的維生素原A來源，而且是最豐富的維他命B_{12}的食物來源」。值得一提的是褐藻酸鈉中的GLA（伽瑪—亞麻脂酸）。GLA是一種重要的脂肪酸，多數美國人飲食中非常缺乏，它對健康的內分泌、心血管與消化機能很重要。據傳海藻是能量的來源，在身體需要修補復元時，對免疫系統有幫助。吃褐藻酸鈉及其他種海藻食品，可保護你不受輻射與重金屬傷害。

藍綠海藻富含健康身體所需的蛋白質、纖維、葉綠素、酶、維他命與礦物質。它們是從

三種海藻的營養價值

	藍綠藻	綠藻	螺旋顫藻
灰	7%	3%	7%
碳水化合物	27%	23%	18%
水份	6%	5%	5%
核酸	4%	3%	4.5%
蛋白質	60-69%	60%	65%
化合物總量	3%	9%	5%
礦物質			
鈣	140.0毫克	22.0毫克	100.0毫克
氯	46.0毫克	* * * *	44.0毫克
鉻	40.0微克	* * * *	28.0微克
銅	60.0微克	10.0微克	120.0微克
鐵	6.4毫克	13.0毫克	15.0毫克
鎂	16.0毫克	32.0毫克	40.0毫克
錳	0.3毫克	* * * *	0.5毫克
磷	51.0毫克	90.0毫克	90.0毫克
鉀	100.0毫克	90.0毫克	120.0毫克
鈉	38.0毫克	* * * *	60.0毫克
鋅	0.3毫克	7.0毫克	0.3毫克
維他命			
抗壞血酸（維他命C）	5.0毫克	1.0毫克	0.5毫克
維生素H（一種維他命B）	3.6微克	19.0微克	0.5微克
胡蘿蔔素	2000.0RE	550.0RE	2300.0RE
膽鹼（一種維他命B）	2.6毫克	* * * *	* * * *
維他命B12	8.0微克	1.3微克	3.2微克
葉酸	1.0微克	2.7微克	1.0微克

纖維糖（一種維他命B）	＊＊＊＊	13.2毫克	6.4毫克
菸鹼酸（維他命B3）	0.65毫克	2.38毫克	1.46毫克
泛酸（維他命B5）	130.0微克	130.0微克	10.0微克
維他命B6	67.0微克	140.0微克	80.0微克
硫胺（維他命B1）	0.03毫克	0.17毫克	0.31毫克
維他命E	1.2國際單位	0.1國際單位	1.0國際單位
其他			
葉綠素	300.0毫克	200.0毫克	115.0毫克

——摘自凱伊（R. A. Kay）的〈微藻類食品與補充劑〉（Microalgae as Food and Supplement）一文，見《食品科學與營養》（*Food Science and Nutrition*）評論雜誌第三十卷，1991年。

俄勒岡州上卡拉馬思湖無污染的湖水採摘而來。其他藻類包括：綠藻與螺旋顫藻。商業用途的螺旋顫藻大多在有人監督且富含營養的人造池中養殖。

每種海藻都有其支持者、銷售管道、宣傳與承諾。你可比較下表三種海藻的營養含量。

其實，任何海藻都是補給能量、營養豐富的食品，富含有清血作用的葉綠素以及增進能量的蛋白質。如果你想長時期在三餐中食用海藻，不妨多試幾種不同的海藻，比較其味道、氣味、酶的作用（是否容易消化）以及是否能讓你吃了精神充沛。你的身體會告訴你哪一種對你最好。

9. 藥草——來自花園的恩典

對藥草的誓言

我發誓對藥草，
還有他們所代表的，
無毒藥物意義，
至死不渝；
這是上帝所賜的天然藥材，
珍貴無比且有益健康。

——約翰・海勒曼

藥草是讓人特別振奮的排毒工具，因其很容易取得，如果在你家前院或是附近空地找不到，也可在最近的超市、苗圃或健康食品店買到。

藥草專家賽門．密爾斯（Simon Y. Mills）在他所著的《藥草醫學要典》（*Essential Book of Herbal Medicine*）一書中指出[1]，所有藥草療法的共通點都在於幫助身體排除廢棄物。密爾斯解釋，當身體某處排毒功能失調時，勢必會更依賴且加重其他排毒系統負擔，如此惡性循環導致身體更多地方失調。因此，本章討論的重點集中在能增進排毒功能的藥草上。

對剛開始服用藥草的人來說，以下是一些重要的指導原則：

1. 仔細且全面瞭解有關你服用藥草的資訊。介紹藥草的書籍良莠不一，因此不要只讀一本。
2. 如果你服用兩個月後，不見病情有任何改善，就停止服用，向專家求助。密爾斯說：「跟一般人的想法剛好相反，多數藥草用不著好幾個月的時間，才看得到效果。」
3. 藥草專家不只讀過幾本專業書籍。要確定你所請教的專家有針灸師或天然療法醫師的證書，不然也得受過好幾年的藥草學訓練。

4. 當你用某種藥草排毒感到有效的話，幾週後停止服用，看看你以前的症狀是否會復發。如果症狀眞的消失不見，就不要服用，除非有特別的指示要求繼續服用。如果症狀再次出現，再服用幾週，然後看是否有改善。至於病情嚴重者，要找合格的藥草醫師開處方，他可能會要求你連續服用幾個月。

5. 如果你有懷孕或哺乳，服藥草前最好尋求專家意見。懷孕期間可安全服用的藥草包括：蒲公英可治療分泌閉止；車前子能治便秘；甘菊可治害喜。另外，有些藥草很容易使月經來潮，有可能導致流產。然而，如果你想用藥草來結束意外懷孕，得考慮清楚，因爲藥草很難讓胚胎流出來，即使胚胎流出來了，可能部分胚胎組織仍留在子宮，對你的健康有嚴重影響。或者，你有可能墮胎不成，反而傷害到胎兒。

6. 儘可能買有機種植的藥草或野生的藥草，而且買的量不要太多，這樣可以保持新鮮，不然買太多，到用時已失去藥效。

藥草與肝臟

密爾斯曾與英國幾個專業研究機構合作研究計畫，包括：「國家藥草研究中心」與伊克斯特大學「補充性醫療健康研究中心」，他相信治療肝病是藥草的核心觀念。他寫道：「當代藥草專家發現肝臟以及腸子異常，常伴隨其他症狀，特別是被視爲『中毒的』症狀，例如偏頭痛、慢性皮膚病、過敏、發炎與其他腸子疾病（當然包括便秘在內）。」❷

促進肝臟／膽囊機能正常的植物

每種文化都有其保肝的藥草：西方使用檸檬、蒲公英、奶薊、牛蒡、甘菊、迷迭香、大蒜、轍葉酸模、海藻、洋薊與葡萄葉。遠東地區用薑、柴胡、鬱金、甘草、黃蓍、海藻與靈芝。

在某些情況下，如以奶薊治療毒菇中毒，幾個小時內便可見效但其他有的可能要好幾天或數週才感到有些起色。然而總是會有些改善。這些藥草都經科學證實，在治療毒性方面很有效，甚至可保護性命。在這麼多的藥草中，我選出幾種比較容易找到且使用的來討論。

即使我是擁有執照的針灸師，而且受過中醫訓練，我仍然只列出幾種中藥材，因為我相信自然界用在地的植物解決在地的健康問題。意思是，在美國種植的植物跟來自太平洋地區的各式奇花異草有同樣的功效。然而，我也相信不管源自何處，要用有效的藥草。我很佩服這種中外共通的智慧，讓我們能用世界各地的植物與花卉，解決我們自己造成的健康困境。要用任何你容易取得的適當藥草。

檸檬

如果你家院子有種檸檬樹，你就知道，檸檬是一年四季都有的水果。檸檬含檸檬酸，檸檬酸有助溶化膽結石，而且甚至有抗癌的成分。檸檬酸跟其他生物類黃酮一樣，可在皮裡的白絲上發現。

密爾瑞．傑克森（Mildren Jackson）與泰利．提格（Terri Teague）在《化學藥品的另類療法手冊》（*Handbook of Alternatives to Chemical Medicine*）中指出❸，檸檬汁可鎮定你的神經並有助身體排出毒素。

傑伊．寇迪屈（Jay Kordich）在《果汁人》（*Juiceman*）一書中介紹不加糖的檸檬汁做法❹，用四個蘋果與四分之一個檸檬（含皮）榨成汁，再加上碎冰塊即可。檸檬跟所有柑橘屬的水果一樣，皮愈薄，汁愈多。將檸檬放在桌上，用手掌壓平，這樣不管果皮多厚，都可擠出最多的汁液來。

傑克森與提格還建議在血液中毒所引發的紅腫地方，放上一片檸檬，有助紓解疼痛並擠出膿來。據琴・卡波（Jean Carper）指出，檸檬汁可殺死蛔蟲與黴菌。❺

艾爾森・哈斯（Elson M. Haas）醫師說檸檬「能幫助代謝脂肪，對肝臟來說，尤其是一種清潔劑、淨化劑、恢復活力丹與排毒聖品」。哈斯很愛喝檸檬汁，他在飯前半小時喝半個檸檬榨的檸檬汁，刺激胃酸，幫助消化。❻哈斯說，柑橘屬是一種很普遍的洗碗精添加劑，可「去掉油脂」，因此檸檬是以我們到現在都還不清楚的方式，增進膽囊的機能。

用檸檬沖洗肝臟要小心

用檸檬汁與橄欖油來「沖洗肝臟」是促使膽囊劇烈收縮常見的方法。膽囊含有膽汁，膽汁是一種很強的汁液，能消化脂肪。當肝臟分泌膽汁到膽囊裡，同時也釋出貯存的毒素。以劇烈收縮沖洗膽囊，可刺激肝臟分泌更多的膽汁與毒素進入空的膽囊。

《天然療法百科全書》作者麥可・穆瑞（Michael Murray）與約瑟夫・皮佐諾（Joseph

Pizzorno）警告❼，如果你有膽結石，要避免使用這種排毒技巧。不然，結石會卡在膽管裡，阻止肝臟分泌出膽汁，導致肝臟被自己產生的廢料毒害。這種情況將會有生命危險，需要緊急動手術。

如果你沒有膽結石，沖洗法是很有效的排毒方法。我在海倫娜．席佛（Helene Silver）所著的《身體聰明系統》（*The Body Smart System*）一書中❽，發現一個有趣又獨特的沖洗肝臟食譜。她建議用一或兩片檸檬、一個橘子與一湯匙磨碎的薑，再加上一撮辣椒粉、一到三顆拍碎的蒜、一湯匙紅花油與橄欖油，攪拌一起。為達效果，你最好在早上喝下，而且至少兩個小時不要進食。這些材料的味道很重，因此剛開始不要弄太多，以後再慢慢增加。

蒲公英

愛默生曾說：「野草是一種優點還未被發現的植物。」他很有可能說的是蒲公英。多數美國園丁一看到蒲公英，都會連根拔起它鮮黃色的花朵與尖尖的葉子（像是獅子的牙齒，因此法文的蒲公英，字面意思是獅子的利牙）。如果他們瞭解蒲公英諸多優點，就會小心翼翼採摘蒲公英的各個部分。

以下是蒲公英的一些優點，摘自韋德的《治療方法》一書❾：

1. 刺激膽汁。
2. 溶化腎結石與膽結石。
3. 滋養肝臟並強化肝臟機能。
4. 滋養胃部並強化胃的機能。
5. 刺激母乳分泌。
6. 利尿。
7. 殺死細菌與黴菌。
8. 消腫。
9. 增進胃口（這是所有「苦的」藥草特點——蒲公英是《聖經・出埃及記》中提到的五種苦藥草之一）。
10. 軟化糞便、增加糞便的量，並潤滑腸壁，方便排便。

韋德提醒讀者：「肝臟肩負五百多種機能，值得小心呵護與寶貝。」蒲公英也是很寶貴的藥草。蒲公英可抵抗各種呼吸道發炎且有助淋巴結消腫。新鮮的蒲公英綠葉富含抗氧化劑，可消滅自由基。新鮮的蒲公英根部能幫忙解決長期便秘問題與部分皮膚疹問題。定期喝蒲公英根部熬成的汁可紓解經痛。

蒲公英另一個法文名字是pissenlit（意指「尿床」），生動描繪出蒲公英另一項優點：此藥草是很好的利尿劑，能幫忙排除多餘的液體但仍維持鉀的量⑩。蒲公英的利尿作用還有助減輕經前症候群，包括消除乳房腫脹與分泌閉止。

蒲公英的葉子可增加胃酸，促進消化。由於A型的胃酸比較弱（見第5章），蒲公英葉是很適合A型吃的生菜。蒲公英能刺激舌頭上的苦味受器，刺激分泌消化荷爾蒙胃泌激素。胃泌激素能增加胃酸、胃蛋白酶、胰臟消化液、重碳酸鹽等的分泌，以及流通膽汁。

蒲公英還能增加胰島素與其他重要物質，促進消化與吸收養分。但是如果你服用的是蒲公英膠囊，就沒有這方面效益。你的舌頭需要嚐到蒲公英的葉子才有用。

由蒲公英葉子製成的茶，不管是內服或塗在皮膚上，都有助治療紅疹、濕疹與面皰。

一九五二年德國一項研究發現，有膽囊問題的人，服下Hepatichol處方藥，只要幾天就能感覺到症狀減輕。Hepatichol由多種藥草混合而成，且多半是蒲公英。

當你用指甲剝開蒲公英的莖、葉或根部，會流出白色的汁液。韋德稱這種汁液爲「立可

白」，因其有助消除疣、雞眼、老繭、面皰、蜜蜂螫傷的傷口、紅腫與水泡。⓫

如果你有機會到蒲公英花圃或蒲公英田（沒噴過農藥的），在早春時挖起根部並在春天或初夏採摘葉子。你可根據葉子的主脈完全沒有纖毛的特徵找到蒲公英，而不是近似蒲公英的菊苣。如果你不馬上煮起來的話，將其凍起來方便以後使用。如果無法採摘到新鮮的蒲公英，可到附近的健康食品店買蒲公英茶、膠囊或萃取液。一天喝一到兩杯蒲公英茶、一到三滴萃取液或四顆膠囊就夠了。蒲公英沒有毒性。

牛蒡

牛蒡素有「清血」美譽，這可能指它能幫肝臟與消化器官運作得更好。《健康與治病的藥草》（*Herbs for Health and Healing*）作者凱思・基維爾（Kathi Keville）寫道⓬：「世界各地都用牛蒡來抑制並減緩惡性腫瘤的成長。」因此，牛蒡對你的免疫系統也有作用。《新藥草大全》（*The New Holistic Herbal*）⓭作者大衛・霍夫曼（David Hoffman）建議，將牛蒡根調製成藥膏，用來治療傷口、潰爛、濕疹與牛皮癬等皮膚病。

基維爾指出，牛蒡特別有益婦女健康的一個原因是，肝臟能使雌激素不發生作用，「特別是出現在乳房與子宮組織的致癌雌激素。」⓮

使用牛蒡

最好用新鮮的牛蒡根。可到超市賣亞洲蔬菜的地方、健康食品店與農人市場選購。如果市場沒有進牛蒡，向農產品部門的人反映，進些牛蒡根。削掉牛蒡表皮，剁碎，浸在水裡，加點醋可保持顏色與脆度。十五分鐘後，就可清炒、做沙拉、蛋餅或做砂鍋菜。

如要熬牛蒡汁，將剁碎的牛蒡根放入鍋中，加入滾水，然後蓋起來，在室溫中悶八小時。韋德列出牛蒡汁有下列用途：

1. 可紓解靜脈曲張、坐骨神經痛、黏液囊腫、風濕病或扭傷等的四肢疼痛。
2. 洗髮後，用在頭皮上可減少頭皮屑。
3. 喝下可減輕喉嚨痛或任何呼吸疾病。
4. 喝下可幫助肝臟中和重金屬、工業化學物品、食品添加劑以及一般生活中的廢棄物。
5. 當你斷食時喝下，腸子就不會停工。
6. 倒到一片軟布上，壓在長面皰、牛皮癬、丹毒或其他皮膚病的患部上。

據《好藥草》（*The Good Herb*）一書作者茱迪絲．班．赫莉（Judith Benn Hurley）指

出，牛蒡根與蒲公英根「已有『派對藥草』之名，有些人在豪飲狂歡後，隔天服下其做的藥片，有助解除宿醉。」⓯

如果你買不到新鮮的牛蒡根，可每天喝一杯摻有一到六滴牛蒡藥酒的水，量的多寡依個人情況而定。

但要注意：牛蒡可逼出發炎及感染的高熱。如果你有畏寒的毛病，例如長期感到體寒而且喜歡熱食與熱飲，就不要吃牛蒡。

奶薊

如果美國醫師也像德國醫師一樣，深諳如何使用珍貴的奶薊，就能挽救很多因中毒而早夭的生命。一九七〇年代德國研究證實，奶薊萃取液能保護肝臟不受毒菇以及化學毒物如四氯化碳的毒害。

奶薊能促進肝臟機能，在治療長期濫用藥物方面尤其有效，不管是濫用藥物或毒品成癮，都有幫助。

據「美國藥草協會」會長基維爾指出，奶薊中的生物類黃酮是目前所知最能保護肝臟的物質之一。⓰尤其，奶薊中的奶薊素，可抑制自由基、白血球三烯及其他破壞代謝的物質。

奶薊素能塡補細胞壁上的重要缺口，防止毒素滲入細胞。因此，奶薊素堪稱肝臟的護衛。⑰它還對肝炎、細胞沉積、硬化症與膽囊疾病有幫助。

穆瑞與皮佐諾在《天然療法百科全書》中指出，奶薊素能刺激蛋白質合成，因此不但能保護肝臟不受傷害，還能促使受損的肝臟修復再生。⑱

奶薊的種子能增加母乳分泌，哺乳婦女可安全食用⑲（你注意到植物的名字常暗指其用法或特性了嗎？）。

服用奶薊

爲治病，可用下列任何方法：一天服用一到兩公撮奶薊萃取液，每天服三次；每天服一到兩顆粉狀奶薊種子膠囊；或買完整的種子，用咖啡研磨機磨碎，任意加在馬鈴薯、玉米片、湯裡或其他各式菜裡。

洋薊

洋薊是薊類中另一個對肝臟排毒很有效的藥草，不過有些人認爲洋薊沒什麼吃的價值，但有些人卻視若珍饈。歐洲醫師早在兩百多年前就知道洋薊有益肝臟，已固定用洋薊萃取液來治療黃疸症、肝炎及其他肝臟疾病。然而本世紀才發現洋薊中有種活性成分洋薊素，並加以研究。一項研究發現，曝露在二硫化碳下的波蘭工人，在服下洋薊萃取液兩年後，結果其血液中不見二硫化碳中毒後經常有的生理變化。[20]

來自洋薊葉子的洋薊素不只保護肝臟，讓肝臟再生，還能穩定血糖、消腫、提供細胞養分、刺激膽汁流出來、對抗動脈硬化、降低膽固醇、並促進胃的機能。此外，洋薊萃取液還可用來治療幼兒發癢、蕁蔴與濕疹。[21]

寧可花多點錢買有機種植的洋薊。如果你的目標是讓肝臟更健康，爲什麼要在身體的毒素上再加上殺蟲劑？不管大小，選擇較重的洋薊（洋薊不論大小，都發育成熟）。用剪刀剪掉每片葉子帶刺的部分，然後用刀子割開莖部底部，去掉最硬的部分。接著用深鍋煮洋薊至少半小時，直到葉子很容易自莖部脫落。倒掉水，把洋薊上下顚倒瀝乾。可熱著吃洋薊，或放冷後再吃。拔下葉子，可生吃、或是沾醋或美乃滋吃。用牙齒咬葉子肥短處，舌頭可感到可口的果肉溢出。

洋薊莖部頂端，最裡面帶點紫色的葉子是不能吃的部分。但剝掉後，你會看到柔軟的莖部，有一個淺淺像碗一樣的「心」，這部分不但能吃，對某些人來說，還是吃洋薊過程中最讓人期待的部分。

大蒜

一世紀的希臘醫師迪歐斯寇萊德斯（Dioscorides）稱讚大蒜是治療蟲子的良藥，而且也有利尿、抗氣喘、滋補等功效。美國的印第安人也發現大蒜可驅蟲。事實上，味道重的蒜頭對蛔蟲、蟯蟲、癬、條蟲與鉤蟲都很有效。㉒

聖經也推崇大蒜，埃及人討論過，維京人與腓尼基人也都吃過。因此，當代醫師如史懷哲在非洲叢林裡發現可用大蒜來治療傷寒，也就不足爲奇。畢竟，一毫克的蒜素相當十五個標準單位的盤尼西林。㉓

蒜素及其同宗丙烯基化硫賦予大蒜很重的氣味，並供給大蒜對付寄生蟲及其他危險微生物包括病毒、酵母菌與黴菌的火力。多虧這些硫化物，大蒜對發燒、發炎與支氣管炎也很有效，並能擴張血管降低血壓。大蒜還有另一個妙效：它可在腸道上附著在鉛與汞上，有助身體排除這些有毒金屬。㉔

如果你不吃大蒜，還是有別的辦法。洋蔥也有同樣神奇的硫化物，能以同樣的方式保護身體不受細菌與重金屬傷害。

雖然沒有臭味的大蒜精膠囊能幫助降低膽固醇與血壓，但大蒜有臭味的成分才具排毒功效。

薑

薑不是讓人愛不釋手，就是讓人避之唯恐不及。從排毒效果來看，薑確實有獨到之處。它可防止肝臟破壞其他藥草效果，讓藥草盡可能停留在血液中，發揮功效。薑還能促進腸子吸收其他藥草，並將藥效釋入血液中。㉕

薑黃

黃色的薑黃素很像咖哩的顏色，也是這種香料具有的療效之處。薑黃素與奶薊中的奶薊素以及洋薊中的洋薊素一樣，能保護肝臟，跟洋薊素一樣，也可降低膽固醇並促進膽汁流出來。薑黃素尤其重要的是促進膽汁流通，因爲如果膽汁聚積在膽囊中，或更糟的是聚積在肝臟本身，形成阻塞，會導致自體中毒，損壞肝臟。

薑黃素能有效對抗發炎並紓解疼痛。這是因其能降低身體前列腺素的作用並讓身體對可體松更敏感，讓可體松發揮抗發炎功效。㉖

五味子

中藥五味子意指「五種味道」，因爲據說其果皮與果肉是酸酸甜甜的味道，果仁則是辣中帶苦，整個吃起來則有鹹味。它除了能減少肝病病人的肝臟被破壞外，還能消腫、促進腸子機能、治療失眠與盜汗，並強化肺臟。五味子是一種補藥，可強化所有器官功能。

中國一項實驗研究，給一組肝炎病人服用五味子，另一組給予維他命E與肝臟高湯。六個月後，幾乎75％服用五味子者，血液檢驗恢復正常，而維他命組進步較少且服用時間較長才有改善。㉗

柴胡

據藥草大師蘇布提・達曼南達（Subhuti Dharmananda）博士指出，柴胡配方是中藥中最重要的藥材之一，因其治療很普遍的肝臟不適疾病。㉘柴胡有療效的是根部，能退燒、促進消化、讓月經來潮、紓解肌肉疼痛並減輕腹瀉。㉙

配方很重要

中醫師不會只配一味藥草。因此你不會只買柴胡（或五味子或任何其他單一藥材）治療你的疾病。甚且，你會發現某藥材是特別爲你配的處方的主要成分，還有某藥草是用來中和另一藥材的副作用。然而，任何一種藥草對你的健康都會有所影響。要打開心胸，用時間與經驗來學習。

如果你們鎮上有中醫師、受過中醫訓練的針灸師、天然療法師、有過臨床中醫經驗的脊柱按摩師，或當地圖書館、書店或健康食品店有很多藥草書籍，都是引導你瞭解藥草療效很好的入門。

服用藥草的方法

在以往，病人用陶製的藥罐將收集來的枝、葉、根及種子慢慢熬上一小時左右，整個房間瀰漫濃烈的藥草味。現代科技則讓很多家庭免卻聞嗆鼻的藥草味，時下藥草多製成粉狀、膠囊或藥酒出售。

你可用熱水沖藥草當茶飲，或是萃取後加入酒精或甘油當成藥酒。你也可將藥材泡軟，當藥膏敷到皮膚上。或是將藥材風乾後，磨成粉，裝進膠囊或灑到食物上（用途千變萬化），可當調味品，也可當食物。然而，藥草也跟藥一樣，會影響身體的生物化學作用。

你不用成爲藥草專家，才開始使用藥草。最初，先試試本章介紹的能滋補與幫助肝臟排毒的藥草。你很快會覺得某些藥草像是你的老朋友。閱讀不同作者寫的藥草書籍，能讓你充分瞭解藥草的功效，進而安心使用。

參考文獻

❶Simon Y. Mills, *Essential Book of Herbal Medicine* (London: Penguin, 1991).
❷Mills, 106.
❸Mildren Jackson, N.D., and Terri Teague, N.D., *Handbook of Alternatives to Chemical Medicine*

(Oakland, Calif.: self-published, 1975), 86.

❹Michael T. Murray, N.D., *The Healing Power of Foods* (Rocklin, Calif.: Prima, 1993), 145.

❺Jean Carper, *The Food Pharmacy* (New York: Bantam, 1989), 223.

❻Elson Haas, M.D., *Staying Healthy With Nutrition* (Berkeley: Celestial Arts, 1992), 301.

❼Michael Murray, N.D., and Joseph Pizzorno, N.D., *Encyclopedia of Natural Medicine* (Rocklin, Calif.: Prima, 1991).

❽Helene Silver, *The Body-Smart System* (Sonora, Calif.: Healthy Healing Publications, 1990).

❾Susun Weed, *Healing Wise* (Woodstock, N.Y.: Ash Tree Publications, 1989), 131-162.

❿Mills, 110.

⓫Weed, 150.

⓬Kathi Keville, *Herbs for Health and Healing* (Emmaus, Penn.: Rodale Press, 1996).

⓭David Hoffmann, *The New Holistic Herbal* (Rockport, Mass.: Element, 1990), 186.

⓮Keville, 152.

⓯Judith Benn Hurley, *The Good Herb* (New York: William Morrow, 1995), 363.

⓰Keville, 115.

⓱John Heinerman, *The Science of Herbal Medicine* (Orem, Utah: Bi-World Publishers, 1979), xxvii.

⓲Michael Murray, N.D., and Joseph Pizzorno, 353.

⓳Hoffmann, 215.

⓴Keville, 116.

㉑Francesco Bianchini and Francesco Corbetta, *Health Plants of the World* (New York: Newsweek Books, 1977), 30.

㉒Daniel B. Mowrey, Ph.D., *The Scientific Validation of Herbal Medicine* (New Canaan, Conn.: Keats, 1986), 230.

㉓Mowrey, 122.

㉔Carolyn Reuben, *The Healthy Baby Book: A Parent's Guide to Preventing Birth Defects and Other Long-term Medical Problems Before, During, and After Pregnancy* (New York: Jeremy P. Tarcher/Perigee, 1992), 90.

㉕Keville, 117.

㉖Keville, 47.

㉗Keville, 116.

㉘Subhuti Dharmananda, Ph.D., *Chinese Herbology* (Portland, Ore.: Institute for Traditional Medicine, 1992), 133.

㉙Li Shih-Chen, compiler, and F. Porter Smith, M.D., and G. A. Stuart, M.D., translators and researchers, *Chinese Medicinal Herbs* (San Francisco: Georgetown Press, 1973), 76.

10. 擦澡、喝水、專業灌腸與芳香療法

人生最大的問題是：「你打算為自己做什麼？」大家都在找好醫師。我在找好病人。

——伯納德・簡森醫師

本章將帶領你深入你體內的構造，從刷洗皮膚表層開始，到多喝水解除口渴、透過專業灌腸排除腸子的毒素、以及靠聞某些精油的香氣由外而內調理身體。

如果你喜歡的話，可每天清理皮膚。常忘了多喝水的人，最好在工作、吃東西且放鬆的地方，寫上多喝水的字條提醒自己。專業灌腸不是一般人常有的經驗，但有其獨特的效益。

芳香療法原本是秘教的科學，近來已蔚爲風潮，現在各大百貨公司的化粧品部門、藥局與健

康食品店都有設櫃。如果你想知道爲什麼你可用上述這些排毒方法達到排毒效果，請往下看。

刷淨皮膚

脊柱按摩醫師柏納德．簡森稱刷淨皮膚「是一種最細膩的沐浴方式」。❶簡森指出，刷洗皮膚可去除皮膚表層的壞死細胞與各式不同的酸性廢料。用刷子按摩還可刺激皮膚底層的血液與淋巴循環，而皮膚底層是活細胞且能不斷成長。促進血液與淋巴循環，有助排出及清理毒素。

進行乾刷按摩

用天然豬鬃毛刷。避免使用尼龍材質。你可在大百貨公司的化妝品部門、健康食品店與藥房買到身體刷子。

在等淋浴的水熱到能沖掉皮膚毒素時，朝各個方向快速刷淨身體表層各處，除了臉部以外（臉部組織較脆弱，要用特製的化妝刷）。

刷完後，要小心清理浴室地板，或是用吸塵器吸乾淨，並定期清理踏墊。

水——多喝水！

水最原始的狀態是無臭、無色、無味，而且是所有生命最不可或缺的要素。然而，時下對減肥飲料、浸泡汁液、一些刺激性的豆類萃取液深信不疑，常忘了「飲水思源」。

你在暗不見天日的羊水中開始孕育生命，爲維繫身體組織正常運作，你必須保存、分配、發送水給每個細胞、組織與器官。你身體的生化反應是在水裡進行。你的血液、淋巴與腦脊髓液含有水分，才能各行其是。不管是有益的還是有毒的物質，要透過水才能在體內循環移動。腎臟、腸子、肺臟與皮膚透過尿液、糞便、水蒸氣與汗水，把毒素排除體外。

爲避免遭有毒廢物毒害，你必須一天至少解出一品脫的尿。大部分成人小便三次約可解出一品脫的尿。解出的水分必須補充回來，不然身體會被迫進入巴特曼傑利吉（F. Batmanghelidj）醫師所說的「口渴管理」狀態。巴特曼傑利吉醫師在《你的身體迫切需要水》

（*Your Body's Many Cries for Water*）一書中指出❷，他發現身體不常用口乾舌燥來發出需要水的信號。例如，你可能以脫水與消化性潰瘍來表達缺水。巴特曼傑利吉醫師曾經只用水，治癒三千多名罹患消化性潰瘍的病人。

另外，你可能會以晨間作嘔、疲勞、氣喘或因組織胺釋出引起的過敏反應、或是長期疼痛的方式來表現。事實上，巴特曼傑利吉醫師表示，「身體出現無法以受傷或發炎解釋的長期性疼痛，應立刻將其視爲疼痛部位長期缺水的信號，這是一種局部口渴的徵兆。」❸這種疼痛包括風濕性關節炎、心絞痛、下背部疼痛、心臟灼熱感、間歇性走路會痛、偏頭痛以及宿醉型的頭痛。

如果缺水是你疼痛的眞正原因，最好連續幾天在二十四小時內，喝二點五夸脫的水（在吃止痛藥前），消除疼痛。以消化性潰瘍爲例，疼痛可在幾分鐘內消失不見。但氣喘就需要每天喝兩夸脫以上的水，連續喝好幾週，氣喘才會有改善。巴特曼傑利吉醫師建議，一天喝一杯柳橙汁，柳澄汁中高量的鉀可刺激分泌額外的組織胺，使支氣管收縮。

北卡羅萊納州研究員調查水源、喝水量、曝露於有毒的氯化副產品下，與流產、早產、生出體重不足的嬰兒間的關係時，結果發現，最有影響的因素是與孕婦喝水量多寡有關！每

天喝四杯或四杯以上水的孕婦，狀況最佳，每天沒喝水者，狀況最差。❹

喝足夠的水也有助汰除殘存在體液中的水溶性環境毒素。現代生活中有很多毒素是脂溶性，而且儲存在脂肪裡，使你的腰圍與臀圍變粗。（即使苗條的人脂肪裡也有毒素，因為名為脂質的這種脂肪，會與每個細胞周圍的薄膜結合）。脂肪裡的毒素無法以小便排除，而是要靠減重來分解脂肪細胞。然而，水溶性毒素即使脂肪未減，仍可由大小便排除體外。

喝水量多少，還有什麼時候喝？

每天喝六到八杯兩百二十公克重的水，是身體維持顛峰所需最起碼的量。

在觀察過好幾千名消化性潰瘍的病人後，巴特曼傑利吉醫師發現喝水最好是在飯前半小時，以及飯後兩個半小時。他寫道：「這是你身體所需的最少水量。為了不讓你身體缺水，在吃大餐時或睡覺以前，應多喝兩杯水。」

巴特曼傑利吉醫師跟一些保健人員不一樣，他不擔心多喝水會稀釋消化汁液。事實上，他認為由於濃稠的血液會從旁邊的細胞吸走水分，在吃飯時喝水「可預防血液因攝取食物而變得太濃稠」。

注意：多喝水的話，排尿量也應明顯跟著增加。要確定你的腎臟運作良好，讓你的身體不致保留多餘的水分，以便腎臟可處理從其排出的毒素。

喝純淨的水

每天喝兩夸脫水是最簡單且低廉的排毒方法。然而，你一定不想以製造新的毒素，來排除舊毒素。由於喝水是最不花錢且最簡單的排毒方法，你可能不瞭解爲什麼這部分不列在第一步中。但是如果在喝水前，水需要過濾的話，喝純淨的水就可能得付出高昂的代價。

美國聯邦政府實施「安全飲用水法案」已有二十五年，但在訂定飲用水致癌物質的限制時，也考慮到控制污染物的成本。如果當地政府允許業界與土地開發商污染地下水源時，聯邦政府並未賦予環保署禁止地下水源遭污染的權力，對私人水井也無權過問。因此，你可能發現從自家水龍頭流出的水並不是那麼純淨。

據估計全美有兩百多萬個地下油槽與瓦斯槽，再加上農業用的殺蟲劑、除草劑、肥料與有機廢料、撒在公路上的鹽以及工業化學物品，都會造成河川湖泊的污染，也會危及地下深處的水源、蓄水層、泉水與井水。[5]

例如，環保署發現有八百一十九個城市的水質，超過聯邦訂定的飲用水含鉛量標準，影響全美三千多萬人口。❻這還不足爲奇，光是美國，每年就有六十萬噸以上的鉛釋放到大氣層中。❼各城市的自來水廠都會在水中添加氯，以殺死有毒細菌，但當氯與鉛及其他有機物質在水中結合時，會製造出一種名爲三鹵代甲烷的致癌化合物。

在農業區，常能在地下水裡發現來自肥料的亞硝酸鹽，還有從殺蟲劑與除草劑而來的芳香化學混合物。在工業區，地下水常遭工業廢棄物污染，包括三氯乙烯與全氯乙烯（常用在乾洗劑裡）。此外，垃圾處理場與其他高濃度毒物來源釋出的工業化學物質，透過垃圾場周圍及底下的土地，滲入地下水中。「美國有毒物質與疾病註冊局」指出，有一千一百多萬人因住在有毒廢棄物垃圾場附近，健康有危險之虞。

有些人在洗澡、洗碗或洗衣時，吸入氡這種輻射物質也有危險。氡會從一些鈾礦中自然放射出來。富含氡氣的區域包括亞歷桑納州、北卡羅萊納州部分地區、阿帕拉契山里丁支脈，包括部分紐約州、賓州與新澤西州。

不幸的是，曝露於水的危險物質下，也有可怕後果。例如，飲用水中的三氯乙烯可導致先天缺陷、腎臟疾病、中風、肝臟問題、皮膚紅疹以及幼童出現語言與聽覺障礙。❽「美國有毒物質與疾病註冊局」評估新澤西州水污染對生育的影響時，比較八萬一千新生兒（其中有幾乎六百名死胎）與飲用自來水的關係，發現先天缺陷與母親飲用含一般工業化學物質的自來水如三鹵代甲烷、四氯化碳、三氯乙烯與苯等有關。❾

某些城市的自來水廠已被細菌、病毒或原生動物污染。例如，如果密耳瓦基居民在一九九三年以喝其著名的啤酒代替自來水，四十萬人可能可避免喝下遭隱孢子寄生蟲污染的水，不致罹患嚴重的腸胃疾病。

還有一些社區與州議會本身就製造公共飲用水的有毒環境。由於氟（最常以氟化鈉的化學離子狀態出現）會吸取骨骼與牙齒的鎂，身體則以鈣來補充失去的鎂，但是額外的氟會讓牙齒更堅固，一些官員認為在飲水中加氟可減少齲齒。不幸的是，有科學證據顯示，氟是危險的工業廢棄物，對健康有嚴重影響：

1. 水中加氟的社區，居民發生臀部骨折機率較高，因為遭氟滲入的骨骼不只堅固，也很脆。❿

2. 兩個華人研究發現，兒童智商也受曝露於氟的量影響。⓫

3. 一些意外死亡的兒童與成人，是因攝取過多氟的結果。你注意到美國食品藥物管理局要求在含氟的牙膏上加註警語嗎？上面寫著「避免六歲以下兒童拿到」。如果不小心吞下過多的氟，要馬上就醫，或立刻向中毒管制中心求助。

4. 日本或大部分歐洲國家不在水中加氟。

事實上，「國家聯邦員工聯盟」、「在地2050」的科學家指出，「身為負責評估飲用水安全的專業人士，我們的結論是在大眾飲用水中添加這種物質（氟），無益大眾的健康與福祉」。

反諷的是，「國家牙科研究所」一九八七年公布調查三萬九千名美國兒童牙齒紀錄的研究發現，飲用水有摻氟的地區，與沒有摻氟地區的齲齒率幾乎相同。

通常駁斥加氟顧慮的一個說法是，因為添加的劑量極微，不必擔憂。大衛・斯坦曼（David Steinmen）在《有毒地球的飲食》（*Diet for a Poisoned Planet*）一書中指出，「會導致癌症、細胞突變、先天缺陷或疾病的化學物質，是沒有安全的劑量。」⓬

因此，約瑟夫・威斯曼（Joseph W. Weissman）醫師呼籲大家，「只有在好的飲水不可得，而你又有脫水危險時，爲了保住性命，才生飲自來水。」⑬不然，自來水只能外用，例如洗澡、洗衣與掃除。威斯曼建議，即使在外用的情況下，最好也要有所節制，如洗澡洗快一點，洗完後讓浴室通風，避免長時間曝露在加氯的游泳池，還有在通風良好的地方洗衣服。

喝瓶裝水

如果瓶裝水眞的在裝瓶前經過過濾，可取代自來水，但得視情況而定。向瓶裝水業者要求看水質分析，然後與自來水公司提供你的資料做一比較。還要留意裝水的塑膠容器，因爲塑膠分子終究會溶進水裡。你眞的想在飲水中嚐到塑膠嗎？

基於以上種種顧慮，最好的辦法可能是過濾飲用水與烹調用的水。目前主要有三種飲水過濾器：活性炭、反滲透與蒸餾器。如果你有嚴重的健康問題，最好在活

過濾器及其用途

1. 活性炭過濾器能去除氯、石綿、病毒與細菌、殺蟲劑、重金屬與一些氟。
2. 反滲透過濾器能去除石綿、氟、重金屬、放射性物質（如鐳、鍶90）、礦物質、殺蟲劑、硝酸鹽、鹽分以及一些病毒與細菌。不同的過濾器有不同的薄膜尺寸。
3. 蒸餾器可消滅細菌與病毒，去除非有機化學物質、氟、石綿、痕量元素、重金屬、溶解的固體物質與硝酸鹽。

性炭過濾器外，再加上其他兩種過濾器中的一種，儘可能喝到最純的水。

五金行與雜貨店賣的附帶塑膠瓶的過濾器，可能是用活性與鍍銀的炭，來減少沈澱物並改善口感，而且以一種離子交換樹脂，吸取水中的氯與鉛，但是沒有含足夠的炭，無法發揮活性炭過濾器的功效。

想進一步瞭解不同過濾器的優劣，可參考黛伯拉．林恩．戴德（Debra Lynn Dadd）[14]著的《無毒、自然與環保》（*Nontoxic, Natural, and Earthwise*）、威斯曼醫師的《選擇豐富有意義的生活》（*Choose to Live*）[15]，以及史坦曼等合著的《安全購物者的聖經》（*The Safe Shopper's Bible*）[16]等書。

如果你目前買不起飲水過濾器，以下是兩個減少傷害的技巧：

1. 早上打開水龍頭，讓自來水至少連續流兩到三分鐘，好讓夜裡從水管滲出的鉛與其他重金屬流掉。
2. 將大的容器裝滿水，不要蓋上蓋子，放在廚房流理檯上或室外（容器上覆蓋濾網或篩網），或放進冰箱，在用來飲用或煮飯前，先蒸發掉氯氣。

如果你住在大城市，要比住在小鎮或飲用私人水源者，較可能喝到品質好的水，因爲大城市的自來水處理廠有較高的預算，設備較精良。即使如此，爲了全家人健康著想，一旦你有能力就花錢買過濾器。

專業灌腸

用水沖洗下腹部的專業灌腸，使用特殊機器將水透過一條水管注入你體內，再從另一條水管將注入的水與糞便排除體外。這個過程稱爲灌腸法，由專門做灌腸的專業人士操作。灌腸專業人士可能受雇於脊柱按摩師或其他醫療保健人員，或獨自開業。

「美國醫學會」對潔淨下腹部的灌腸法不予置評，但專業灌腸不能被看成標準醫療程序。灌腸與非正統健康療法一樣，有人保證有益健康，也有人堅稱不但沒有好處，甚至還有危險。

然而，如果你愼選灌腸專業人士，而且確定一切合乎衛生，你不但不會受到傷害，還會因內部洗淨了，感到如釋重負。

加州「最佳健康中心」的灌腸專家珊卓．溫麗伯（Sandra Weinrib）提出一個有趣的觀點：「我們每天刷牙，而且每隔幾個月就找牙醫師洗牙。然而通過直腸的東西，比經由口腔的要髒多了。」

專業灌腸環境

直腸約四・五至六・五英呎長。東西從小腸進入直腸必須抵抗地心引力，先爬升到上升段，然後到橫向段，再下降到下降段，抵達乙狀結腸以及直腸，然後從直腸排出體外。

如果你不運動又沒喝足夠的水，而且吃的食物缺乏纖維、維他命與礦物質，由肌肉運作的直腸蠕動就無法在此錯綜複雜的腸管中順利運送食物。直腸也無法在你怒氣沖天時蠕動得很好。運動能鍛鍊你的腹肌，促進血液循環。水分有助避免形成又乾又硬的糞便。纖維有如掃帚，從頭到尾掃除直腸裡的東西。維他命與礦物質支持神經的運作，指揮肌肉收縮，執行正常的直腸蠕動。怒氣（以及其他任何強烈情緒）則會破壞此運作系統。

如果糞便無處可去，細菌會在此陰暗潮溼且富含營養的環境下不斷繁殖，導致脹氣與有毒副產品的累積。

還有較不嚴重但會愈來愈惡化的問題。當糞便堆積在直腸，壓迫到直腸的靜脈時，就會產生痔瘡。約有60％的美國人有「痔」。在這種情況下，難道徹底清淨內部對避免自體中毒會沒有幫助？加州聖塔莫尼卡醫師穆瑞・蘇瑟（Murray Susser）說：「雖然沒有科學證據，但我個人經驗能證明灌腸眞的有效。」但他也提醒，要小心別對灌腸過度熱衷。

蘇瑟在幾家提供專業灌腸的地方工作過。他說：「如果腸子毒素很高，在做過一次灌腸後，通常會有明顯改善，但效果很少持續幾天以上。」如果問題包括酵母菌增生或有各種寄生蟲，就無法用水一勞永逸。

然而，灌腸在某些情況下，似乎有長足效果。例如，蘇瑟在做灌腸早期，曾與幫憩室病人灌腸的醫師合作過。憩室病是大腸膨脹成口袋的形狀。西醫無法治癒這種因爲飲食缺乏纖維的疾病，只能儘量避免食物刺激腸壁。蘇瑟觀察一週接受三次灌腸，連續灌腸四週的病人，然後比較他們灌腸前後的X光片，他回想：「每個病例的病情都有起色，而且有些病例似乎痊癒。」

蘇瑟認爲即將接受腸子或骨盆手術者，手術前準備作業也應該包括灌腸。然而，他大力提倡灌腸優點時，最常被問倒的一個問題是，他無法回答爲什麼黏膜沒有在結腸壁累積並變厚。他曾看過幾十個因不同原因死亡病人的解剖，都沒有發現有人有黑色類黏蛋白堆積的跡象，這是腸子累積過多毒素會出現的標準狀況。

密西根州格蘭特・伯恩（Grant Born）醫師也有類似經驗：「在我行醫三十一年來，觀察過幾千次直腸鏡（用光學纖維儀器觀察直腸內部的方法）。我沒有觀察到黑色的劣質物質。如果你問胃腸病學家，他們每天在螢幕上觀察放大的直腸，也會告訴你沒看到這種東西。」

據伯恩指出，大腸壁沒有明顯變厚的黏性物質，與內部需要汰除有毒物質，並不相衝突。「如果有人一星期灌腸幾次，就可減少毒素。」他說：「因為你需要排除的不只是直腸的問題，可能是跟小腸有關的問題。」他想知道問題是不是源於胃酸太少、肝臟毒性太高、消化液太酸、或是腸子滲漏得太厲害（讓毒素得以通過腸壁進入血液）。

排毒最重要的目的在於讓身體恢復健康，因此任何能追本溯源的醫療研究都很重要。但在這之前，如果你感冒鼻塞，想立刻清洗下腹部，然而這些研究仍在進行中時怎麼辦？找灌腸專家幫忙，好處多多，包括整個過程舒適自在（比你自己做灌腸，弄得浴室一團亂要好）、深層洗淨，還有對下腹部肌肉也有幫助，因為灌腸時肌肉對水流衝刷有反射反應。

堆積在你直腸周圍等著被排除的都是些什麼東西？「最佳健康中心」的直腸專家費莉絲

說，告訴你，你可能會大吃一驚。她看過各種形狀、不同大小的寄生蟲、像白色水泥般的鋇、大塊沒被消化的西瓜、整顆綠豆及其他未被細嚼的食物。

不是所有的人都適合灌腸。如果你懷孕、過去一年內動過手術、有疝氣、有漏管（在內部器官與皮膚間、以及兩個器官間有不正常的開口）、未控制好的高血壓、大腸潰瘍、憩室炎或直腸癌，不要嘗試灌腸。

值此愛滋病、肝炎、寄生蟲及其他傳染病猖獗之際，你必須慎選做灌腸的地點。以下是費莉絲列出你在決定接受灌腸前，要先問清楚的問題：

1你們是否使用拋棄式的水管以及金屬鏡（塞進去的部分）？這是絕對必備的。

2.你們有壓力儀表嗎？他們應該有。

3.你們灌腸時用的最高壓力是多少？正確答案是不超過2磅／平方吋（psi）。

4.你們使用過濾後的純水嗎？他們應該有。

5.你們有探視管的設備嗎？應該有。觀察灌出來的東西不但是很新奇有趣的經驗，還很有用，幫你灌腸的人可由此瞭解你排放的狀況好不好。

康乃狄克州的天然療法師強納森・羅斯特里克（Jonathan Rastrick）：「我這裡有幾部機器，還有由護士負責做灌腸治療。灌腸將肝臟的（有毒物質）釋出到膽管以及腸子。我們需要確定毒素從肝臟釋出，不然病人會自體中毒。如果病人進行排毒計畫時，感到很不舒服，像是頭痛、易怒及其他症狀，接受專業灌腸治療可加快把毒素排除體外。」

6. 你們有沒有按摩直腸？正確答案是用手按摩。他們應溫和按摩你的肚子，而不是用震動器來按摩。他們還應拿捏出你喜歡的按摩力道。

7. 你們有沒有問題要問我？他們應該有。他們需要知道你是否有不適合灌腸的情況。

8. 如果你想做小麥草汁灌腸的話，就要問他們有沒有提供這項服務。

每個人體內都需要污水排放系統，而不是化糞池。當你有堵塞的情形，你可能會想求助專業灌腸。你也可以不用專業灌腸來排毒。但在你全力以赴排毒，或是定期每季做體內大掃除時，接受專業灌腸不失爲便利的排毒法。只要衛生良好，又是由有經驗的專家來做，一定愉快又安全。

芳香療法

一本讓學生邊刮邊聞氣味的歷史課本，學生在刮完其中某一頁後，會看到幾世紀前的「愛的蘋果」。這是幾世紀前的男人與女人分別將一個蘋果夾在腋下，然後以交換蘋果，做爲愛的禮物。雖然這不是支持芳香療法人士所提倡的氣味效應，但充分說明氣味有刺激情感的力量。

芳香療法是用香精油的香氣，增進身體健康與心理幸福感。這是淵源久遠又時髦新潮的醫學療法。

我們知道聖經時代的人常用乳香、沒藥（一種樹脂，做香料、藥劑用）、月桂及其他精油，埃及人在四千多年前就用精油來治療疾病並幫助死者防腐。事實上，你每天可能在自己身上使用香精油而不自知。你的牙膏是否含薄荷油？家庭清潔劑是否有松香的味道？野餐桌上燃放的驅蚊劑，是不是聞起來像香茅的味道？你的祖父母是不是跟我祖父母一樣，告訴你感冒鼻塞時，在熱水盆裡加幾滴尤加利油，然後整個身子靠近聞，再把浸溼的毛巾放在頭上，就能幫助鼻孔暢通。凡此種種，芳香療法的例子簡直不勝枚舉。

做芳香療法時，用手帕很方便。例如，你在汽車修理廠至少得等四十分鐘以上，但你感到頭痛欲裂。這時只消打開薰衣草香精油瓶子，倒幾滴到手帕上，然後用力吸。大衛．威廉斯（David G. Williams）醫師在其編纂的《注重健康人士的另類選擇》（*ALTERNATIVES for the Health Conscious Individual*）一書指出[17]，薰衣草香精油還適合用來緩和恐慌發作、氣喘、輕微中風以及頭痛。

醫學界曾對芳香療法的觀念嗤之以鼻，認爲透過皮膚或鼻子傳送藥品簡直無稽之談。當然，這些人如果曾把大蒜塞進自己的襪子裡，就不會輕意地嘲笑。那些認爲個人經驗不值一顧，只有科學研究才是一切的人得注意了，科學研究已證實藥品透過皮膚傳遞不但有可能，而且目前證實尼古丁與動情激素貼片療效卓著。還有一個研究顯示，在噴上香氣的教室考試，比在沒有香氣的教室作答，成績要高。[18]因此不要小看芳香療法，香氣對你的身心都有影響。

讓香氣進入血液

讓香氣進入大腦有兩種方法，不管哪種方法，香氣要進到大腦才能發揮功效。一種是透過皮膚，另一種是透過鼻子。當然，如果你泡在浴缸裡，或用香精油來油壓也有效，除非你用夾子夾著鼻子，不然你還是能吸進香精油的蒸氣。

嗅覺很奇妙。跟味覺、觸覺、視覺或聽覺不同，嗅覺直接由神經傳導到大腦皮質。香精油就在皮質由大腦解讀，然後指揮身體改變重要的生理過程，如心跳速度與血壓。提倡芳香療法人士聲稱，香精油可讓你平靜下來、讓你頭腦清醒、調節經期、增加分泌鎮痛的神經化學物質，讓你思考清晰或睡得更香甜，而且以時而溫和時而劇烈的方式，改變你的生活。⑲⑳

要當心，有些瞭解香氣力量的人，可能會用來圖利。例如不動產經紀人知道清新的烤麵包香味有助銷售房屋。一名拉斯維加研究員在希爾頓飯店釋出讓人感到愉悅的氣味，結果賭客賭博的時間增長，該飯店的賭博收入因而增加45%。另一項研究發現，員工在有香氣的辦公室，比在沒有氣味的辦公室，工作效率更高。㉑

芳香療法的安全原則

一般來說，芳香療法是安全、愉悅且有效益的方法。然而，由於香精油濃度很高，且有其生物方面的影響，你還是要注意以下幾個安全原則：

1. 香精油因高度濃縮，效果很強（要用一百磅的玫瑰花瓣，才能製造一杯玫瑰油），因此，除了茶樹油與薰衣草油以外，千萬不要將沒有稀釋過的香精油，直接塗在皮膚上。

2. 切勿吞下香精油，除非是可靠的來源在配方上有特別標明，即使如此，也要特別小心。稀釋香精油的方法是將兩到四滴精油，加到兩湯匙冷榨且未精練的榛子、酪梨、橄欖或杏仁油中。如果你沒有這些東西，煮菜用的油也可以。若是用在兒童、老人、病人與孕婦身上，每湯匙用一滴香精油就可以。

3. 為避免香精油腐壞，加一顆維他命E膠囊（一百到兩百國際單位），貯存在冰箱裡，最好放在不透明的暗色玻璃容器裡。柑橘類香精油最好在一年內用畢，其他三年內。

精選治療用香精油

強化腎上腺	松香、雲杉、九層塔、迷迭香
解除鼻塞	尤加利樹
抗發炎、排毒	葡萄柚、杜松
降血壓	橙花、鼠尾草、薰衣草
消除沮喪	橙花
排毒	當歸、杜松、茴香
強化消化	薄荷、小豆蔻
加強吸收	迷迭香
治療頭痛、紓解壓力	薰衣草
補肝	胡蘿蔔
提神	薄荷、迷迭香
避免嘔吐	薑、薄荷
強化腦下垂體／甲狀腺／腎上腺	茉莉、香水樹
增進胃酸	黑胡椒、杜松
抵抗病毒	月桂、百里香
抵抗酵母菌	茶樹、薰衣草、天竺葵

4. 稀釋後，先將香精油塗在皮膚一小塊區域測試，然後等十二小時，以確定皮膚沒有過敏的情形。任何由香精油引起的過敏現象（不管是在皮膚或眼睛），都可用純植物油來緩解，不要用水。

5. 懷孕期間可安全使用的香精油為：玫瑰、茉莉、薰衣草、橙花、香水樹、甘菊、綠薄荷、乳香、天竺葵、檀香以及柑橘類。㉒

選擇香精油時，先對照書上的推薦，然後還是要看你自己對精油的反應。不要一次試太多種氣味，鼻子會負荷不過來。不管專家對香氣的評語如何，香氣療法是個人獨一無二的經驗。

一個簡單嘗試芳香療法的方式，是在浴缸裡加入十滴香精油（不要太多！），泡一個有療效的澡，放鬆下來、聞香並享受。

參考文獻

❶Bernard Jensen, D.C., Ph.D., and Sylvia Bell, *Tissue Cleansing Through Bowel Management* (Escondido, Calif.: self-published, 1981), 132.

❷F. Batmanghelidj, M.D., *Your Body's Many Cries for Water* (Falls Church, Va.: Global Health Solutions, 1992).

❸Batmanghelidj, 25.

❹David A. Savitz, et al., "Drinking Water and Pregnancy Outcome in Central North Carolina:

Source, Amount, and Trihalomethane Levels," *Environmental Health Perspective* 1995 June; 103 (6): 592-6.

❺Herbert L. Needleman, M.D., and Philip J. Landrigan, *Raising Children Toxic Free* (New York: Avon Books, 1994), 208.

❻Environmental Protection Agency, "819 Cities Exceed Lead Level for Drinking Water," *EPA Environmental News* publication no. A-107 (May 11, 1993), R110.

❼Kathi Keville, *Herbs for Health and Healing* (Emmaus, Penn.: Rodale Press, 1996), 115.

❽Congressional testimony before the Subcommittee on Commerce, Trade, and Hazardous Materials of the U.S. House of Representatives May 23, 1995, by Barry L. Johnson, Ph.D., Assistant Surgeon General, Assistant Administrator of the Agency for Toxic Substances and Disease Registry.

❾F. J. Bove et al., "Public Drinking Water Contamination and Birth Outcomes," for the Agency for Toxic Substances and Disease Registry, U.S. Dept. of Health and Human Services. In the *American Journal of Epidemiology,* 1995 May 1; 141(9): 850-62.

⑩Christa Danielson, M.D. et al., "Hip Fractures and Fluoridation in Utah's Elderly Population." In the *Journal of the American Medical Association,* 1992 August; 12: 746-748.

⑪L. B. Zhao et al., "Effects of high fluoride water supply on children's intelligence." In *Fluoride*, 1996; 29(4): 190-192.

⑫David Steinman, *Diet for a Poisoned Planet* (New York: Harmony Books, 1990), 205.

⑬Joseph Weissman, M.D., *Choose to Live* (New York: Grove Press, 1988), 62.

⑭Debra Lynn Dadd, Nontoxic, *Natural, and Earthwise* (Los Angeles: Jeremy P. Tarcher, 1990), 50-57.

⑮Weissman, 54-62.

⑯David Steinman and Samuel S. Epstein, M.D., *The Safe Shopper's Bible* (New York: Macmillan, 1995), 175-177.

⑰Dr. David G. Williams, ed., *ALTERNATIVES for the Health Conscious Individual* vol. 6, no. 17 (November 1996), 130.

⑱*Journal of Applied Social Psychology* 24: 1179-1203, as reported by Jacqueline Krohn, M.D.,

M.P.H., in "Research Reports and Literature Reviews," *The Environmental Physician*, Winter 1996, 18.

⑲Chrissie Wildwood, *The Encyclopedia of Aromatherapy* (Rochester, VT: Healing Arts Press, 1996), 9-11.

⑳Kathi Keville and Mindy Green, *Aromatherapy: A Complete Guide to the Healing Art* (Freedom, Calif.: The Crossing Press, 1995), 13-17.

㉑Keville and Green, 13.

㉒Keville and Green, 21.

11. 特殊排毒技巧——汰除重金屬與寄生蟲

當你看到一種有用的真理從知道且存在開始，到廣為被接納且身體力行所需耗費的時間，你會感到憂心忡忡。

——班哲明・富蘭克林

重金屬與寄生蟲排毒看起來像是別人才會碰到的問題。這也是爲什麼這種排毒方法名不見經傳。當你從院子進到廚房時，你母親可能會要你：「將鞋底的髒東西清乾淨！」她不會說：「在進門前清乾淨鞋底，避免曝露於含鉛的塵土中。」或者她會在吃飯時間要你「洗洗手！」她不會說：「這樣才不會在吃進沒有洗乾淨的農產品或沒煮熟的肉後，滋生寄生蟲。」

然而，生活在當今滿布污染的環境裡，你的身體有數不清的機會讓重金屬與寄生蟲在你身上築巢。所幸，本章將介紹你有些天然物質可幫助你排除重金屬與寄生蟲。這些毒物可能讓人防不勝防，但至少你已做好萬全準備！

重金屬不是樂團的名字

少量的銅對身心有益，但過多的銅（從水管或家禽與肉豬的生長促進劑而來），會導致精神問題。

鉛玻璃裡的鉛看起來十分美麗，但在你體內的鉛，會導致低智商、學習障礙、兒童視力減低、腎臟失調、心智能力減退以及成人高血壓。這些鉛可能源自營養補充劑與制酸劑中遭鉛污染的鈣；遭水管焊鉛污染的飲水；含鉛汽油時代污染土壤的殘餘物，隨著鞋子帶進家裡；杯子與盤子上含鉛釉料的鉛；或是從煉鉛廠的空氣而來。

水銀在溫度計裡可讓人觀察是否有發燒情形，是很有用的重金屬❶，但當水銀從你牙齒的汞合金補牙材料中滲出、或當你吃下含汞的旗魚、鱸魚、沙魚或梭子魚❷，可能使你

體內的汞過量，造成神經系統受損，導致腫瘤、牙齦疼痛、步履不穩、體重減輕以及情緒不穩等症狀。❸

你可用特殊食品、營養補充劑與特別的醫療方法來排除重金屬。

排除重金屬的補充劑

想排除體內過多的鉛、銅或汞，可每天服用某些抗氧化劑，連續服用幾個月。大部分的補充劑是維他命與礦物質。還有一種是植物，在第9章討論過的奶薊。奶薊能幫肝臟功能運作得更好，有助身體排除任何毒素。以下列出的礦物質與維他命，能幫忙排除重金屬，這是靠取代重金屬在身體組織的位置，讓有毒重金屬從大小便排掉。

一九九六年，加州首席檢察官蘭葛瑞向九家大藥廠以及幾家行銷鈣片補充劑公司提出告訴，控告其鈣片含鉛量不安全。專家表示，鉛的量沒有安全標準。一九九七年，「食品藥物管理局」（FDA）建議（包括所有的來源），兒童不要曝露在六微克以上的鉛中。美國育齡婦女平均每天光從食物就攝取九微克的鉛，這還不包括補充劑或制酸劑。

根據加州第六十五號法案，業者有義務警告消費者，任何含鉛量每天超過〇・五微克的產品。「天然資源保護委員會」（NRDC）檢驗二十五種不同產品的樣本，發現鈣片中每天最高含鉛量從「Tums500」鈣補充劑〇・四四微克到「Source Naturals Calcium Night」的二〇・七五微克不等。

一九九七年二月，NRDC宣布與生產鈣片的廠商「萊勒健康產品集團」（Leiner Health Products Group）達成協議，此後廠商不得行銷含鉛量每天超過〇・五微克的補充劑。當你讀本書時，我希望其他廠商已改變他們鈣的來源，因此我與其列出公司名稱來，還不如提醒讀者注意以下事項：

1. 打電話給你服用鈣片的廠商，問他們是否有做鉛的測試。如果沒有，選擇有做的牌子。如果他們有做，問他們含鉛量是多少。
2. 千萬不要買用骨頭來源製的礦物質。事實上，避免買任何用動物骨頭製的鈣片。
3. 關心更多有關鉛、鈣補充劑的消息，以及NRDC向FDA申請限制鈣片與制酸劑中含鉛量每天不得超過〇・五微克以上的進展，可與NRDC網站聯絡http://www.nrdc.org或打電話給其辦事處詢問：紐約（212/727-2700）、華府（202/783-7800）、洛杉磯（

213/934-6900）。

以下是可汰除鉛與其他重金屬的補充劑，要連續服用幾個月才會見效：❹

1. 奶薊。
2. 硫辛酸，每天三次，每次服用一百毫克。❺
3. 維他命E，四百國際單位。
4. 鈣，一千毫克。
5. 磷，四百毫克。
6. 錳，二十毫克。
7. 鋅，三十毫克。
8. 生物類黃酮，一千毫克。
9. 半胱胺酸，一至三克。
10. 硒，二百毫克。
11. 維他命C，三至十克，或到腸子能忍受的程度。

加州羅伯・卡斯卡（Robert Cathcart）醫師對腸子忍受維他命C的情況，有很深入的研究。他發現，有嚴重發炎的病人可較健康人，儘可能多攝取維他命C，直到腸子以腹痛、拉肚子抗議為止。等身體恢復健康後，再慢慢減量，以避免腹瀉。如果你不知道要服用多少維他命C，可慢慢增加服用劑量，直到你解出軟便為止。到那時你就知道得減量。根據你糞便的狀況來斟酌攝取維他命C的劑量。

有助排除重金屬的食物

除了抗氧化劑外，吃海菜（例如：海藻、褐藻、紅藻或其他海中植物）以及黃豆產品（如豆漿、豆腐或味噌湯）也有助體內排除有毒金屬。當你做味噌湯時，避免將味噌煮滾，最好先燒好開水，關掉火，再加入味噌料拌勻，不然煮味噌時便會破壞掉味噌的消化酶。

排除重金屬的螯合療法

螯合療法（Chelation Therapy）是打一種特別的氨基酸混合物點滴，專門用來排除儲存在體內的鉛。然而，每次治療需花費約一百美元，因此將在第四部分（第13章）介紹較昂貴且需投入較多的排毒治療時，再詳細說明。

炭

一位名叫托里（Touery）的科學家，為了證明一項事實，他吞下十五克的番木鱉素，也就是十倍能要人命的劑量，卻毫髮未傷。他是在一八三一年當著「法國醫學院」袞袞諸公前演出此神奇的壯舉。讓他免於一命嗚乎的是，他在吞下此毒物時，同時吞下炭。一九一三年，另一位勇敢的科學家，吞下五克的砷化合物，而且據說也沒死，因為那個砷化合物也混合了炭。

《家族治療》（*Home Remedies*）一書作者斯羅許夫婦（Agatha Thrash and Calvin Thrash）解釋：「炭在清潔與幫助治療身體方面，無物可及。」❻他們寫道，炭粒能保護身體免受「各種氣體、異體蛋白質、身體廢棄物、化學物品以及各種藥物的毒害。」萬一罹患肝病，炭可避免毒素在血液中聚積。它還可幫助長期做透析的病人止癢，而且似乎可與腸子裡的血脂肪結合，幫助腎臟功能不好的病人，降低膽固醇與三酸甘油酯。

炭的其他內服作用包括阻止呼吸不順暢、腹瀉以及因下列有毒物質導致的中毒症狀，包括阿斯匹靈、退熱淨、重金屬、汽油、鴉片、尼古丁、興奮劑、抗生素、殺蟲劑、放射性物質、毒菇與工業化學物質。

炭還是夏令營必備的救命良藥。炭可當成藥膏（用OK繃或用兩張面紙覆蓋傷口，以繃帶或塑膠袋固定好）可解除被蜜蜂、黃蜂螫傷的疼痛與紅腫，甚至能阻止過敏性休克。遭有毒的褐蜘蛛咬傷後，如果立刻敷以炭，可避免皮膚嚴重潰爛。❼

炭製的藥膏可減輕感染引起的疼痛與發炎，但要注意炭不能直接碰觸剛破皮的傷口，不然皮膚可能會永遠變色。炭製的藥膏塗在身體任何地方，都可減輕疼痛，包括喉嚨、耳朵、關節、肺以及腹部等。

炭是靠吸收有毒物質發揮功效，亦即炭能將毒素吸收到其表面。一湯匙的炭可吸收三到七克的有毒物質，因此用兩倍多的炭量，就可消耗等重的毒素。

自己製炭

將早餐的土司烤焦，雖是很方便的製炭方式，但斯羅許夫婦指出，焦黑的土司對解毒「顯然全然無效」。做為醫療用的炭，可從燒焦的木頭、煤、骨頭、椰子殼、胡桃殼、果核、玉米棒、米殼或甚至釀酒廠與造紙廠的廢棄物製造。但不要用煤球來製炭，因爲煤球爲迅速著火，而添加了很多不好的混合物與化學物。可買膠囊炭或零賣的炭（花不到二十美元，就可以買到製膠囊的機器，你可一次就裝好一百個膠囊），在沙加緬度，零賣的炭一盎司約兩美元，一瓶一百粒裝的膠囊炭，售價四．八七美元。

濾水器裡面的活性炭，是先燃燒炭，然後在高溫下注入空氣或水蒸氣，使得炭的內部結構裂成碎片，形成錯綜複雜的網絡，明顯增加炭的表面區域。

注意：茶裡面的單寧酸會減少炭的療效。不要一邊喝茶，一邊服用炭。

去除寄生蟲

阿拉斯加安克拉治的瓊恩．普莉絲特萊（Joan Priestley）醫師指出：「寄生蟲是美國的流行病。」所謂的寄生蟲指的是一種會寄生在宿主身上或體內，並以宿主爲食物來源的植物或動物。北美常見的寄生蟲爲頭蝨、小蜘蛛、條蟲、鉤蟲、蛔蟲、蟯蟲、旋毛蟲、黴菌與酵母菌。普莉絲特萊表示，寄生蟲問題比想像中還要普遍。例如，加州聖塔莫尼卡的蘇瑟醫師，專治慢性疲勞與其他免疫功能失調疾病，他治療過的病人中，經檢驗約有三分之一有寄生蟲。

普莉絲特萊述說一名她認識的藥草專家的故事。這名藥草專家生活簡樸且只吃健康食品，她服用藥草有二十年之久。但在一次用藥草排出寄生蟲的排毒過程中，她還是「排出六十公分長且蠕動個不停的寄生蟲」。真是駭人聽聞。

你不用到國外才感染得到寄生蟲。例如吃有寄生蟲的人料理的食物、喝下污染過的水、吃下未煮熟的肉或未清洗乾淨的果蔬，都能感染到寄生蟲，尤其如果你胃酸不足，無法殺死跟食物一起下肚的寄生蟲，情況將更爲嚴重。體內有寄生蟲的症狀包括：疲勞、腹瀉、腹痛、肩胛骨疼痛、頸部僵硬、頭痛以及噁心嘔吐。

一九九〇年，北卡羅萊納州艾許里的「大煙診斷實驗室」（Great Smokies Diagnostic Laboratory），化驗紐約長島富人社區六十七名拉肚子且腹痛病人的糞便，讓檢驗員大感意外的是，其中有五十一名病人體內至少有一種寄生蟲。由於比例太高，檢驗所主任把診斷樣本寄給聯邦「疾病管制中心」（CDC）再次確認。結果CDC證實「大煙」的發現。❽

你的住宅區不一定會發生紐約長島富人社區的情況，但如果你或家人出現拉肚子、腹痛、胃脹氣、糞便臭氣沖天、肛門搔癢、或其他不正常的消化系統毛病，就有必要做寄生蟲方面的檢查。檢驗所會要求你提供糞便樣本，其他的就交給檢驗所來做。

天然療法

以下爲幾種去除寄生蟲的天然療法：

1.好幾世紀來，美國印第安人與亞洲人，就用黑胡桃綠莢萃取液（圍在核果四周的綠莢）來排除各種不同的寄生蟲。尤其適用癬與絛蟲，可能是因爲其中含有大量的單寧酸。葛瑞．那爾（Gary Null）博士在《婦女天然療法百科全書》（*The Woman's Encyclopedia of Natural Healing*）一書中建議❾，一早起來以及就寢前，喝下一杯有幾滴黑胡桃綠莢萃取液的純水。哈達．克拉克（Hulda Clark）博士在《所有癌症療法》（*The Cure for All Cancers*）一書中❿，列出了多種飲用法，而且可隨著時日增加劑量。

2.艾草對治療蛔蟲與蟯蟲很有效。可買艾草膠囊，以避免艾草的苦味。

3. 大蒜含有硫黃的蒜素及其他強烈的化學成分，經證實可抵抗酵母菌、黴菌、細菌、病毒以及寄生蟲。不幸的是，只有會影響你社交生活的新鮮生蒜才有此效果，除臭過的大蒜沒有此療效（但經過除臭處理的大蒜有益心血管健康）。[11]
4. 克拉克建議，精氨酸與鳥胺酸這兩種氨基酸，能幫助排除寄生蟲產生的廢棄物氨氣。
5. 雖然科學文獻沒有記載，但民俗記載南瓜子對排除寄生蟲很有效。
6. 柑橘籽萃取液（常用葡萄柚籽）是效果強大的抗生素，常用來汰除酵母菌。

寄生蟲檢驗

威廉·凱拉斯（William R. Kellas）博士等在《在有毒世界茁壯長大》（*Thriving in a Toxic World*）一書中指出[12]，寄生蟲檢驗有多種方法，包括糞便檢查與血液檢查。在血液檢查方面，某些肝臟酶有助發現寄生蟲：高SGOT意指膽囊中有寄生蟲，高SGPT顯示感染黴菌。

發現寄生蟲最常見的方法是靠糞便樣本。你可在家自己收集樣本，然後將一小撮糞便放進檢驗所提供的容器裡，再裝進已付好郵資的包裹裡，速速寄到檢驗所。

總而言之，寄生蟲可能是很多不明問題的成因，而且是你排毒計畫的重頭戲之一。請教你的保健人員有關寄生蟲檢驗，或是與專門做寄生蟲診斷的檢驗所聯絡。

參考文獻

❶Fritz L. Lorscheider et al., "Mercury Exposure from 'Silver' Tooth Fillings: Emerging Evidence Questions a Traditional Dental Paradigm," *FASEB Journal*, 1995; 9: 504-508, as reported in *Clinical Pearls 1995*, edited by Kristine Simpson (Sacramento, Calif.: ITServices, 1995), 194.

❷David Steinman, *Diet for a Poisoned Planet* (New York: Harmony Books, 1990), 109-11.

❸Mau-Sun Hua, et al., "Chronic Elemental Mercury Intoxication: Neuropsychological Follow-Up Case Study," *Brain Injury* 1995; 10(5): 377-84, as reported in *Clinical Pearls 1996*, edited by Kristine Simpson et al.(Sacramento, Calif.: ITServices, 1997), 196.

❹Carolyn Reuben, *Antioxidants: Your Complete Guide* (Rocklin, Calif.: Prima, 1992), 171.

❺Personal communication with Greg Kelly, N.D., technical advisor at Thorne Research,

Sandpoint, Idaho, March 1997.

❻Agatha Thrash, M.D., and Calvin Thrash, M.D., *Home Remedies* (Seale, Ala.: Yuchi Pines Institute, 1981), 143.

❼Thrash and Thrash, 147.

❽Morton Walker, D.P.M., "You Can Eliminate Parasites to Cure all Diseases," *Townsend Letter for Doctors and Patients,* February/March 1997, 64.

❾Gary Null, Ph.D., *The Woman's Encyclopedia of Natural Healing* (New York: Seven Stories Press, 1996), 285.

❿Hulda Clark, *The Cure for all Cancers* (San Diego, Calif.: New Century Press, 1993).

⓫Paul Bergner, *The Healing Power of Garlic* (Rocklin, Calif.: Prima, 1996).

⓬William Randall Kellas, Ph.D. and Andrea Sharon Dworkin, *Thriving in a Toxic World* (Olivenhain, Calif.: Professional Preference, 1996), 208.

12. 甜蜜家庭，無毒家庭

當你費盡九牛二虎之力排除體內所有毒素，你還希望置身於滿布毒物的家裡，再次遭受污染嗎？你是不是不覺得你的住家是有毒的？現在就走到你廚房的流理台，看看流理台的底下。你會發現這四平方英尺的地方，可能是你家裡最危機四伏的地方了。注意看看有多少殘渣碎屑與腐臭的髒東西？

一個調查俄勒岡州家庭主婦的研究小組發現，她們死於癌症的機率是在住家外工作的職業婦女的兩倍。科學家認爲原因可能是她們長期曝露於洗潔劑的致癌物質中，包括石油蒸餾物、苯、石油精、含氯的碳氫化合物以及氨。

家具、地毯以及建材成分也是健康殺手。甲醛是室內最常見的污染之一。目前已知甲醛會導致呼吸道癌與肝癌。甲醛存在碎粒壓板、嵌板以及夾板製的牆壁、天花板、櫥櫃以及地板中；窗簾、墊子以及地毯也會釋出甲醛；它還是尿素—甲醛泡沫絕緣體的一部分。❶對甲醛特別敏感的人，用不著幾年就會發展出退化性疾病——他們不久會發覺身體出現頭痛、眼睛發炎、皮膚紅疹、疲勞及慢性呼吸器官疾病等症狀。更糟的是對甲醛敏感的人，當長期曝露於這種化學物質中，也會對其他化學物質過敏，到後來只要一點點的化學物質，也會引發嚴重過敏。這就叫「擴散現象」，意指經過一段時間，你出現愈來愈嚴重的過敏現象，而且你愈過敏，過敏症狀就愈劇烈。

你可能無法想像一般家庭竟有數不清的污染源。例如，你家中充斥各種氣體如二氧化硫、一氧化碳與氧化氮。事實上，在攝氏一百七十度的瓦斯爐上煮完飯，通風不良的廚房無異煙霧濛濛的洛杉磯市，充斥著一氧化碳與二氧化氮。

另一個例子是，由石油蒸餾液及其他危險化學物質製成的家具亮光漆，其商標上常加註警語：「吞服有害或可能致命」。《清潔與綠化》（*Clean and Green*）一書作者安妮．柏托龐德（Annie Berthold-Bond）❷提醒你，有沒有把家具亮光漆及其他有毒的清潔劑放在洗碗槽底下。她想請教你，是不是想每次洗碗就吸入這些有毒氣體？如果裝亮光漆的容器是可回收再用的，當你清洗容器時，是不是想把這些東西排到社區的廢水中（在加州沙加緬度，街道下水道旁的護欄上畫了條魚，旁邊寫道：不要亂倒。我住在下游）？如果容器無法回收，結果倒到鎮上的垃圾場，你希望這些殘餘的有毒成分滲入你們區域的地下水，有朝一日再從你家水龍頭出現嗎？

如果你有診斷不出的毛病，你可能得仔細檢查家中以及辦公室的化學物品來源，有可能是曝露於過多的有毒化學物質中造成的不適。

讓我們到你府上一遊，同時找出讓你與住家免受毒害最好的方法。

無毒空氣

幾年前當「環保署」研究員研究室內空氣時，發現家中最危險的空氣污染源包括除臭劑、樟腦丸、噴霧器與剩下來備用的油漆與溶劑。他們還怪吸菸以及與癮君子一同生活，造成室內烏煙瘴氣，但這類污染源可不容易除之而後快。不過，本章還是提供很多既簡單又便宜的解決之道。

要改善家中空氣品質，最好從種植活的家庭盆栽著手。

環境科學家渥佛頓（B. C. Wolverton）博士發現，我們人類製造的化學廢棄物，竟是植物根部土裡的細菌，求之不得的美食。

渥佛頓在《如何增加新鮮空氣》（*How to Grow Fresh Air*）一書中❸，列出五十種容易栽植維持、避免孳生蚊蟲、有效去除污染以及能提供新鮮空氣的室內植物。以下是他列出的植物名單，這些植物能清除你住家與辦公室常見的室內污染源，包括苯（從吸菸而來）、甲醛（從地毯、窗簾、免燙布料、碎粒壓板與合成纖維板製的家具而來）、丙酮（從去指甲油與脫除劑）以及四氯乙烯與全氯乙烯（從乾洗的衣服而來）等等。

雖然最好是選擇各種不同的植物，但你也沒有必要爲了新鮮空氣，就好像住在奇花異木的叢林裡。渥佛頓估計，一幢兩百四十公分高的住屋中，在三坪大的地方有兩到三盆植物就夠了。

有空氣清淨機效果的植物

最好的是：棕竹屬植物

次好的是：其他各種棕櫚植物

再其次是：非洲菊、橡皮樹、杜鵑花、聖誕紅、萬年青（注意不要讓兒童咀嚼其葉子，不然會燒傷嘴巴，並使聲帶麻木，也因此這種植物有啞叢根芋之稱）、鳳尾草、黃蘗季植物、天南星科植物、蝴蝶蘭、菊花、龍舌蘭、虎尾蘭與長春藤。

無毒廚房

你可能不認為洗碗機是污染的來源，但從未過濾的自來水冒出的水蒸氣含有三鹵代甲烷，也就是氯與有機物質相結合形成的有毒化學物質。當你使用洗碗機時，要保持廚房通風良好。在流理台的水龍頭裝調節器，在你用洗碗精時，可以控制水量，等清洗時只要輕輕一撥，就可沖洗碗盤，減少你吸入水蒸氣的量。

烹調用具

把所有鋁製廚房用具還有鐵弗龍廚具拿走，開始使用玻璃、生鐵、表面鍍上瓷器與琺瑯的生鐵、陶製或不銹鋼製品。鋁被視為有毒金屬，可能對腦部功能有副作用，如記憶力不佳以及影響視覺／運動神經協調。食用鋁製品烹調出來的食物，也會造成腸胃不適，如消化不良、頭痛、便秘以及脹氣。「不沾鍋」等廚具在使用時會有刮痕，其塑膠分子會污染食物。❹

瓦斯爐

1. 炒菜時，打開排油煙機與窗戶。
2. 用保鮮膜或錫箔紙墊在食物下面，避免食物四溢開來，可減少使用瓦斯爐清潔劑。
3. 瓦斯爐內的高溫降下來到可以觸摸的時候，盡快擦拭乾淨，請使用不含氯的清潔劑或用小蘇打或無毒的商業配方。
4. 請確定瓦斯沒有外漏的情況。

流理台

請使用不含氯的清潔劑。

牆壁與地板

1. 不要使用以氨爲主的清潔劑，將一匙硼砂和一點醋加入一品脫熱水中，攪拌均勻到硼砂完全溶解。

2.請使用無毒的清潔劑。

水果與蔬菜

還有什麼東西比水果與蔬菜更有益健康的？有的，答案是有機種植的水果與蔬菜！遭除蟲、黴菌以及雜草等化學物品污染的果蔬，會導致癌症，破壞神經系統、呼吸系統、生殖系統、內分泌系統與免疫系統。由於癌症從形成到病發通常要花十到二十年的時間，爲什麼要讓自己一再置身於危險之中？

1. 一旦你們附近的市場有賣有機果蔬，就以購買的實際行動，支持有機農人。
2. 跟超市採購部門反映，你希望買到有機農產品。
3. 與附近不噴灑農作物的農人建立關係。
4. 如果你們鎮上有採購食品俱樂部、食品合作社或銷售有機農作物的健康食品店，加入他們。如果有機農作物比較貴，還是值得買——你可少買紅肉以及油膩且鹹的零食。省下來的錢，可反映在醫藥費也減少了。

5.雖然是有機農產品，但在食用前，仍要小心清洗乾淨。你可不希望沙拉裡有昆蟲、蚯蚓、細菌、寄生蟲與髒東西吧！

如果你不得不買遭除草劑、殺蟲劑污染的農作物、上蠟的（蘋果、小黃瓜、茄子、辣椒、柑橘等）、或是染色的（櫻桃、白薯以及柑橘），至少要盡可能清洗其表層。❺買以植物油做的果蔬清潔劑或任何優質清潔劑。加一匙到裝在瓷製或玻璃容器的溫水中。將果蔬浸泡十五分鐘，然後用水一一沖洗乾淨，並用搓洗果蔬的刷子用力搓洗皮層較厚的果蔬（不要搓洗草莓或萵苣）。另外，所有打蠟的農產品，都要削皮。

無毒客廳

地毯

當佛蒙特州「安德森實驗室」逼老鼠呼吸從當地幾個幼稚園採集來的空氣樣本時，老鼠竟暴斃。實驗室主任羅莎琳・安德森（**Rosalind Anderson**）博士指出，這個結果有可能是隨機的，但也有可能是從教室地毯釋出的有毒化學物質造成的結果。

從地毯的纖維與強力黏膠釋出的化學物質包括甲醛（導致各種呼吸疾病並被視爲致癌物質）、甲苯、二甲苯、苯乙烯、四氯乙烯、苯及其他有潛在致癌危險並造成過敏的化學物質。安德森說：「環保署曾公布一份從地毯而來的四百多種化學物質名單。」而且這些化學物質揮之不去，會長時間存在。「安德森實驗室」曾在一條有二十年之久的地毯上發現有毒化學物質。還有地毯下的襯墊、地毯背面用來接合地毯的強力黏膠、以及用來將整片地毯附著在地板上的黏膠，都會釋出化學物質。

有可能幼稚園的問題不只是地毯本身而已。安德森表示：「另一種可能是幼稚園的兒童常尿溼地毯。一些用來清洗尿漬的清潔劑，毒性很強。」當清潔劑蒸發時，會污染教室的空氣。

你有沒有辦法用洗的洗掉地毯裡的化學物質呢？《健康屋》（*The Healthy House*）作者約翰・包爾（**John Bower**）指出，清洗地毯無法去除地毯裡的化學物質，因爲化學物質不是水溶性，事實上某些清洗地毯的洗劑，還會在地毯上留下包括殺蟲劑在內的化學殘餘物。❻

除了化學物質以外，地毯還是各種微生物喜愛築巢的地方（如黴菌、酵母菌、眞菌、細菌、塵蟎）。還有老舊地毯材質的合成粒子，當丟到家中壁爐燒毀時，會釋出極微量的毒煙。雖然沒有曝露在高量毒煙中的危險，但累積超過一段時間後，仍有礙健康：

1. 如果你有慢性呼吸疾病或其他慢性病與無力症，經治療後都沒有起色，就要考慮把「拆掉地毯」納入你的排毒計畫中。
2. 請使用無毒的防滲漏劑，清理膠合板與碎粒壓板製的地板，以大幅減少甲醛的釋出。
3. 改用硬木、瓷磚、硬塑料瓷磚、磚塊、石頭或磨石子地板。
4. 地毯最好用草蓆、棉、東方羊毛毯或其他天然纖維的材質，而且最好能丟到洗衣機清洗或拿到戶外吊在曬衣繩上曬。
5. 如果你有鋪滿整個房間的地毯，你想用無毒的清潔劑，柏托龐德建議，用硼砂洗去黴菌並消毒，以小蘇打吸收臭氣，然後用沸石洗淨化學物質、木柴煙與污染物。
6. 沸石是一種粉狀的礦物質，能吸收空氣污染。柏托龐德指出，沸石功效很大，可在三天內去除盈繞整個屋子的菸味。尤其，如果你將沸石放在陽光下，被吸收的廢氣會消失不見，你就可一再重複使用。

7. 使用無毒性的地毯洗潔劑。

8. 為避免地毯釋出有毒化學物質，可使用可清除塵垢／臭氣／污漬的去除劑，但請注意選購優質的清潔濟。

牆壁

柏托龐德建議用一、兩片白土司，擦拭壁紙上的塵垢與污漬，這是我所知道最有創意的清潔壁紙方式。❼

使用無毒性的全效清潔劑。

家具

1. 柏托龐德建議，可將四分之一杯的醋或檸檬汁，與半匙橄欖油混合，然後用柔軟的棉質破布擦到木頭家具上，能拭去灰塵，並清潔亮光。

2. 用美乃滋擦拭家具（不蓋你！），或用布沾涼茶擦拭。❽

3. 使用無毒性用品。

無毒臥室

人睡覺時身體會再生、修復，因此應在安靜平和且充滿療效的環境歇息。

櫥櫃

1. 減少需要乾洗的衣服數量，儘量買能用洗衣機清洗的衣服。
2. 當你將乾洗衣物帶回家時，最好在掛回臥室衣櫥前，先放在門廊或通風良好的儲藏室幾天。你可不想吸進乾洗劑中有毒的致癌氣體，如四氯乙烯。一名親自哺乳的婦女，常在午餐時間去找在乾洗店工作的丈夫，後來她寶寶得了肝病，那是因爲四氯乙烯早從她的呼吸還有皮膚進入到母奶中。接下來幾個月，她在午餐時間都待在家裡，寶寶的肝病就完全好了。
3. 要注意任何免燙材料都經過甲醛處理。小心任何標示「永久免燙」或「防縐」布料，包括寢具、窗簾以及衣物所使用的聚酯棉。

寢具

1. 如果你對蛋有過敏反應，你可能對羽毛也會過敏。將羽絨枕頭換成防螨抗菌枕頭。有些人睡聚酯纖維枕頭、或棉枕會舒服一點。
2. 棉花噴灑過很多的殺蟲劑，因此如果你對棉花不適應，很可能是對殺蟲劑過敏，而不是棉造成你過敏的症狀。
3. 如果你每天早上都鼻塞，得考慮除去你夜間睡覺的過敏原，最好從更換寢具開始。到附近的百貨公司，買抗菌防螨的枕頭套與被單。塵螨是過敏反應重要的來源。

無毒浴室

化粧品、洗髮精、除臭劑、髮膠、玻璃清潔劑、除黴劑等裡面含有數不清的化學物質。仔細閱讀標示！如果有你看不懂的成分，就要小心。

化粧品

髮膠多使用二氯甲烷這種溶劑。睫毛膏中可能有甲醛。PVP塑膠與人工色素可能在你口紅裡。爲什麼在健康食品店或用郵購的方式，能買到同樣光鮮且價格不貴的天然化妝品時，你卻還任由自己可能因使用不當的化妝品而造成免疫系統損害或罹癌呢？

1. 你可能找不到去指甲油的替代品，但其含酚、甲苯及二甲苯，這些都是有毒物質。最好不要塗指甲油，讓你的指甲休息。塗指甲油時，最好在通風良好的地方。
2. 健康食品店都陳列有信譽良好的天然化粧品公司商品，如Rachel Perry、Jarrow與Aubrey。

淋浴

匹茲堡大學環境與職業健康榮譽教授朱利安．安德曼（Julian B. Andelman）指出，市立自來水廠用來消毒殺菌的氯，當加熱時會轉換成另一種叫氯仿的化學物質，氯仿與有機物質如葉子結合後，會形成三鹵代甲烷（THMs）。THMs與直腸癌和膀胱癌有關。

雖然大城市的自來水廠常用炭來過濾雜質，但當你待在熱氣騰騰的淋浴間太久，或是在洗碗機與洗衣機用熱水清洗碗盤衣物時待在一旁，你就讓自己過度曝露在這些危險的化合物中。而且受害人不只你而已。從淋浴噴出的水氣還有從洗衣機冒出的蒸氣，會飄進房子，影響屋子裡所有的人與動物：

1. 聽安德曼的建議，淋浴時用溫水而且不要洗太久。
2. 用無毒的清潔劑清洗淋浴設備與浴缸。
3. 用不含氨、無香精的產品擦拭鏡子。

水槽

用天然酵素作用清除堵塞的水槽。

無毒車庫

老實說，你是不是把一些看了讓人心煩且有毒的東西都塞進車庫？統統丟掉！

理查．康林（Richard Conlin）與珍．戴維爾（Jane Dewell）指出，家庭危險廢棄物中有80％是剩下來的油漆。❾你可能想留著以後用，但可能永遠也用不著。你知道乳膠漆會腐壞，尤其當其結成塊時？或是油漆中的石油蒸餾物、松節油與除漆劑中的含氯溶劑，蒸發後，會造成空氣污染與溫室效應？還有含氯溶劑會破壞神經系統與腎臟？拋光處理用的溶劑與除漆劑還會消滅你們社區污水處理池，與河川湖泊海洋中的有機生物。

一九八〇年代以前粉刷的房子，可能使用的是含鉛油漆。由於鉛會影響神經系統，即使很少的量也會減低智商，要儘量避免任何人接觸以鉛爲主的油漆碎屑以及灰塵。你可用在五金行買的用具，在自己身上進行測試。如果你家使用含鉛油漆，可採取以下措施：

1. 與其倒掉油漆，讓你或其他人曝露在鉛塵中，不如將油漆完全密封好。

2. 在住家四周種植灌木、羊齒類植物，不要種可食用的植物。

3. 在前後門入口處放置品質良好的踏墊，以及/或是要求每個人在進門前脫鞋。經常用以HEPA過濾的高品質吸塵器清理。HEPA濾網是最好的，因其可吸取極微的塵粒，甚至包括花粉與黴菌孢子。這些都是避免將鉛塵帶進家中的辦法（如果你有嬰幼兒或寵物，他們常在地毯上活動，更要小心）。

如果你家車庫裡有剩下不用的油漆與溶劑，最好拿到你們社區收集危險廢棄物的地方。打電話給你們當地收集大型垃圾的機構或環保部門，安排前來收取。

如果你把洗衣機與烘乾機放在車庫，請參考上述「淋浴」的部分，注意含氯的水會產生三鹵代甲烷。在車庫用洗衣機時，要把車庫門打開，保持車庫通風良好。

無毒後院

你要做的事很簡單：除掉玫瑰花上的蚜蟲、草莓上的蝸牛以及草坪上的鴨茅。你可不希望花園裡病媒蚊蟲滋生，讓鳥兒斃命、⑩害孩子罹癌、你的精子數量減少而難以傳宗接代。⑪

儘管殺蟲劑如DDT已禁用多年，但仍殘留在我們體內的脂肪細胞中，影響我們自己與下一代的健康與腦部功能。鄰居在草坪上噴灑的殺蟲劑，也會隨風飄進你家前院，如果你與兒子正在這裡玩鬥牛，你們射籃的時間愈久，吸進的神經性毒素就愈多，兒子的四育成績以及你的生殖能力就愈受威脅。

據「國會科技評估局」指出：「殺蟲劑中毒會導致考試成績不佳，包括心智功能、學科技能、抽象思考、思考彈性以及運動技能變差；記憶力不佳與注意力無法集中；智力、反應速度與手的靈活度不足；以及覺察速度減慢。焦慮與情緒問題增加。」。據「紐約殺蟲劑替代品聯盟」指出：「在草坪與花園使用殺蟲劑的家庭，孩子得白血病的機率增加六．五倍。」這還不包括在兒童時期或曝露於殺蟲劑多年後，罹癌風險增加。⑫

至於成人，殺蟲劑中的化學物質因酷似女性荷爾蒙動情激素，因此有「歪曲性別」的外號。對女性來說，會增加罹患乳癌的機率。對男性而言，男孩有隱睪症者增多、罹患睪丸癌的機率增大且精子數目減少。⑬

不妨試著：

1.向國會議員代表表達你支持有機農耕。

2.當你游說市場菜販提供有機果蔬時，不妨舉丹麥男人的例子，丹麥男人吃有機食物者的精子數目，是不吃有機食物者的兩倍。

3.確定你的飲食富含能增進健康、預防癌症的食物，例如黃豆產品、十字花科蔬菜（花椰菜、花菜、高麗菜、芽苷藍）、深綠色蔬菜（甘藍菜、芥菜與包心菜）以及纖維（生鮮果蔬，還有如果你能消化的話，可食用全麥、燕麥以及大麥）。

4.在日常飲食中，增加攝取大蒜、藍綠藻片、海藻、維他命A、C、E以及礦物質硒，增加攝取抗氧化劑（抗氧化劑保護你不受自由基傷害，否則易導致心臟病、癌症及其他一般退化性疾病）。你需要攝取營養補充劑，我們在第8章討論過，即使時下富含蔬菜的飲食，礦物質的攝取仍是不足。

5.近來我開始推廣一種稱爲Juice Plus+的產品，這是將水果與蔬菜打成果汁，或磨成粉裝進膠囊裡，以保存食物的天然酶。任何人日服一顆膠囊，就相當吃進甜菜、胡蘿蔔、芥藍菜、高麗菜、菠菜、蕃茄、歐芹以及花菜，而無需打開瓦斯爐、冰箱，或是抱怨得吃蔬菜。成人可在早上服用兩顆綜合水果膠囊，晚上呑兩顆綜合蔬菜膠囊。兒童則各服一顆。有興趣的人請與我聯絡：Carolyn Reuben, P.O. Box 254531, Sacramento, CA 95825。

參考文獻

❶Jack Thrasher, Ph.D., and Alan Broughton, M.D., *The Poisoning of Our Homes and Workplaces: The Truth About the Indoor Formaldehyde Crisis* (Santa Ana, Calif.: Seadora, 1989), 67.

❷Annie Berthold-Bond, *Clean and Green* (Woodstock, N.Y.; Ceres Press, 1990).

❸B. C. Wolverton, Ph.D., *How to Grow Fresh Air* (New York: Penguin, 1997).

❹Debra Lynne Dadd, *The Nontoxic Home* (Los Angeles: Jeremy P. Tarcher, 1986), 139.

❺Doris J. Rapp, M.D., *Is This Your Child's World?* (New York: Bantam, 1996), 58.

❻John Bower, "The Floor Plan for Health," *East West Journal* July 1989.

❼Berthold-Bond, 102.

❽Debra Lynne Dadd, *Nontoxic, Natural, and Earthwise* (Los Angeles; Jeremy P. Tarcher, 1990), 151.

❾"In Search of Green," *YES! A Journal of Positive Futures,* Winter 1997, 62. P.O. Box 10818, Bainbridge Island, WA 98110-0818.

❿Ruth Troetschler, *Rebugging Your Home and Garden* (Los Altos, Calif.: PTF Press, 1996), 8.

⓫Carolyn Reuben, *The Healthy Baby Book: A Parent's Guide to Preventing Birth Defects and Other Long-term Medical Problems Before, During, and After Pregnancy* (New York: Jeremy P. Tarcher/Perigee, 1992).

⓬*Solutions* vol. 1, no. 2, Summer 1996, 48. NYCAP, 353 Hamilton St., Albany, NY 12210 (518/426-8246).

⓭David Steinman, "Gender-Bending Foods," *Natural Health* January-February 1997, 48-52.

第4篇

需要投入更多的排毒法

13.讓別人助你一臂之力

注意！鑽石本身也不過是一堆煤炭。

——約翰・艾普斯萊二世醫師

本章開始介紹需要你投入較多的排毒計畫。這些計畫需要你花費更多的金錢與時間，而且要貫徹始終。本章不是針對想依然故我（與生活不變）的人。你需要徹底改變，而且最終你會發現自己眞的脫胎換骨了。

螯合療法

螯合治療是用氨基酸溶液（EDTA，一種弱有機酸）做靜脈注射，此溶液會與你血液中的礦物質結合，而且以電子化學方式捕捉礦物質，直到由尿排出體外。「食品藥物管理局」（FDA）早已核准用螯合療法來治療鉛中毒，自二次大戰以來就一直用來治療鉛中毒，另外也用來排除其他重金屬。

FDA在一九五〇年代初曾核准用EDTA螯合療法來治療動脈硬化症，但在一九六二年又取消核准令，因FDA認為動脈硬化症發生率很廣，需要對治療方法的安全性與效率進行更多的研究。加州羅斯．高登（Ross Gordon）醫師在當時也主持其中一項研究，但因缺乏病人參與，後來的研究便無疾而終。高登說，之所以無法創立一個能服眾的研究機構的原因很簡單，就是經濟因素。螯合治療使用的氨基酸混合物EDTA屬於公共領域，不受專利權限制，在FDA 撤回核准用螯合療法治療動脈硬化症時，就失去專利權的保護。因此，藥商即使贊助研究，也無利可圖。而藥商贊助向來是美國研究背後的動力，支持螯合療法者多少阻礙研究的進行。

用螯合療法來治療動脈硬化症，正反意見都很強烈。支持者表示，此方法可打通血管，甚至包括最細微的微血管在內，有助全身血液循環，有些病人表示治療後關節疼痛消失了。還有人表示視力有改善。「國家心肺與血液研究所」則認為，螯合療法除了確實能去除鉛中毒外，其他好處都有疑似安慰劑效果。

當我向「國家心肺與血液研究所」要求有關螯合治療的資料，他們寄了一份一九九五年一月號的《哈佛健康書信》期刊給我，裡面是一篇有關紐西蘭的研究。這項研究調查三十二名病人，在十週期間，每週用螯合治療兩次。結果接受治療者，腿部動脈的脈動只有小小的改善，與用生理食鹽水（控制組）的病人情況並沒有兩樣。「哈佛書信」在結論部分指出：「這項研究並非證實螯合療法沒有價值，也不表示螯合療法有危險。然而，它沒有顯示出螯合療法支持者所說的種種神奇效益。」

然而，螯合療法支持者表示，需要做心臟繞道手術者，可能要接受五十多次螯合療法治療，他們並抨擊紐西蘭的研究太草率簡略。然而，由於這方面研究不多，而且研究結果多顯示沒有明顯效益，因此「國家心肺與血液研究所」、「美國心臟協會」、「聯邦藥物管理局」、「美國醫藥協會」、「美國心臟病學院」、「美國醫師學院」都認爲無法證實螯合療法在治療動脈硬化症方面確實有效。

「美國先進醫學院」創始人高登，訓練過多名醫師使用螯合療法，他表示，「無法證實有效」並不等於無效。他用螯合治療行醫已有三十年歷史，而且有超過一千名以上的醫師使用此療法。高登指出，如果只是安慰劑效果令成千上萬接受治療的病人覺得病情有改善，那這些醫師早就沒有病人上門了。

螯合治療如何發生作用

高登指出，由於相關研究不足，迄今沒有人能證明螯合治療是怎麼運作的。他認爲，一個可能的運作機制是，鈣與副甲狀腺分泌素完美的組合。鈣是很黏的礦物質，它又是脂肪粥狀硬塊堆積在動脈壁上，阻礙血液流通的罪魁禍首。副甲狀腺分泌素是由副甲狀腺分泌出來的荷爾蒙，主要作用是維持血液中鈣的含量在正常範圍內。當血液中出現EDTA，血液中的鈣離子會黏附到EDTA上。如果身體不補充這些鈣，心臟會停止跳動。因此，副甲狀腺快速分泌副甲狀腺分泌素，副甲狀腺分泌素將粥狀硬塊中的鈣吸出來，補充附著在EDTA上的鈣。剩下來的粥狀硬塊不再緊密，也就垮下來，溶於血液中，最後被大便排除體外。

除了動脈中的粥狀硬塊外，副甲狀腺分泌素會將眼睛的水晶體、眼球、皮膚、肌腱與其他地方累積的鈣抽離出來。這也是爲什麼，有些病人在接受螯合治療後，覺得視力恢復且肌肉與關節疼痛消失。然而，這一切都發生在十億分之一秒的時間內，副甲狀腺分泌素的量跟要看到明顯改善所需抽離的鈣量相比，又微不足道。

螯合治療副作用調查

近來，巴西聖保羅「預防醫學中心」（CMP）的醫師研究螯合治療備受抨擊的副作用，包括腎臟受損、心臟衰竭、血栓靜脈炎、骨質疏鬆症、其他缺鈣症狀以及低血糖症。他們眞的發現一些有糖尿病與嚴重動脈粥狀硬化症的病人，由於腎臟出現不適，無法繼續治療。在接受治療一年後，五百四十五名病人中有兩名出現低血糖症狀，但醫師表示，這可能是治療時，點滴打的速度太快（五十分鐘內就打完）。過去十一年，在CMP接受治療的兩萬名病人中，有兩人出現動脈粥狀硬化症。

然而，沒有人出現骨質疏鬆症、鈣質減少的情形，其中十一名先前有心臟病的病人（都

有服用心臟病藥物與利尿劑），治療後腎臟與心臟功能都有所改善。❶

螯合治療程序

螯合治療過程沒有疼痛且輕鬆自在。當你坐在舒服的椅子上，邊打EDTA點滴，還可邊聊天或閱讀書報。為保護你的腎臟，治療過程不應求快，每次治療最好費時幾個小時。

花費

有兩家英國醫院與一家荷蘭醫院在其心血管門診部，提供螯合治療。然而，美國保險不給付這項療法，醫院也不提供這項治療，即使《紐西蘭醫學雜誌》指出，螯合治療花費「約是冠狀動脈繞道手術的六十分之一，約是經由表皮的冠狀血管整形術的三分之一」。❷在美國，螯合療法花費約爲一次一百美元，而心血管治療最高可能要五千美元，繞道手術則超過五萬美元。

補充礦物質

螯合劑在汰除不好的礦物質之際，也會吸取你身體所需的礦物質。要確定爲你做治療的醫護人員，受過正式訓練，瞭解你需要補充哪些礦物質。高登說，有經驗的醫師會給你營養方面的建議，可能是建議你攝取低脂高纖的天然食品，還有爲你設計所需的運動。

受過訓練的螯合療法醫師多由「美國螯合治療委員會」認證，而且也可能屬於「美國先進醫學院」一員。

健康醫療——哈巴德排毒法

身體使用脂肪組織，就跟你使用銀行戶頭一樣。你的身體就像你從銀行帳戶存提款一樣，也會存提儲存在脂肪組織內的含氯殺蟲劑、工業化學物品、藥物及其他毒物。沒吃飯、沒睡好覺、生病、情緒壓力、運動甚至天氣炎熱，都會令脂肪流回到血液中。研究發現，人體脂肪中，有超過三百種的外來化學物質，而且美國人大多在其脂肪組織內有幾十種這類污染物，在提領脂肪裏的化學存款方面，你可能需要別人助你一臂之力。

研究人員發現，如果沒有特別努力，身體要花十到二十年才能把囤積在體內的工業化學物質毒量減半。研究人員，在一九七九年發現，意外曝露在PBBs污染的密西根市民，經過六年後，其血液與脂肪中PBBs的量並沒有明顯減少。❸

相較下，研究人員發現，當密西根市民採用「哈巴德法」排毒計畫後，不到數週其體內的化學物質減少21％以上，為期四個月的治療結束後，研究調查的十六種化學物質平均減少42％以上！再舉一個例子，一名男子在經過哈巴德排毒法治療後，其組織的DDE（DDT分解後的產品），立即減少了29％。治療兩百五十天後，他體內的毒素減少97％！此外，曝露在越南橙劑與波斯灣化學武器下的軍人，在治療後也覺得健康有所改善。

哈巴德排毒計畫是由龍恩．哈巴德（L. Ron Hubbard）創立，他也是「信仰療法」（Church of Scientology）的創始人。一九七〇年代，哈巴德密切觀察吸食毒品的人。他發現吸毒者在戒毒很久後，毒性仍揮之不去。他還發現很多人是因服用處方藥，而且在家中與工作場所曝露於防腐劑、有毒金屬、塑膠、石化產品、放射性物質、電子器材、染料、香水、清潔劑、殺蟲劑與除草劑，脂肪細胞中有不健康的污染量。

哈巴德排毒計畫包括運動、發熱、服用菸草酸（維他命B_3）、補充液體與電解質、冷榨不飽和油脂與營養補充劑。所有目的在以最溫和且傷害最小的方式調動脂肪，讓脂肪裡的毒素釋入血中，好以流汗與排尿的方式，排除體外。目前，只有加州沙加緬度的「健康醫療」（HealthMed）有在門診部門提供「哈巴德療法」。

哈巴德並未稱他的淨化方法是醫療方法。他認為此計畫主要是去除障礙，達到靈性成長。然而，在進行哈巴德療法前，須經醫療評估（包括以心電圖檢查心臟健康）。腎臟功能也需良好。有懷孕、貧血症、腎臟疾病、哺乳或心臟衰弱的人，都不能參加「健康醫療」計畫。

「健康醫療」主任大衛．魯特（David E. Root）是退役的美國空軍上校，曾獲職業醫學與航太醫學證書。他的專長是治療曝露於化學物品與藥品引起的疾病。魯特在一九八七年發表〈毒物學報告——皮膚與眼睛毒物學〉，❹文中描述一名二十三歲的婦女如何透過汗腺排除黑色毒物。這名婦女花六個月時間清洗一具石油發動的發電機。當她到「健康醫療」來時，已飽受疲勞、淋巴腺腫大、眼睛與喉嚨過敏、還有「感到恐懼」等症狀之苦，有將近一年的時間無法工作。在用哈巴德法治療三十一天後，她的毛孔滲出黑色物質，臉上的痘痘幾乎全消下去，而且不再感到疲勞、聲音沙啞或是失眠了。

哈巴德法根本的部分是排汗，但首先你得運動。你可能在像健身房的診所內使用器材運動二十到三十分鐘，然後再穿著浴袍做三溫暖，排出大量的汗。治療期間，你進進出出三溫暖，喝水補充你流失的水分。此計畫需要每天參與，一天花兩個半小時到五小時不等，連續治療二至三週。當接受治療者感到身心舒暢，不再有毒素殘餘的症狀後，就可結束治療。

哈巴德在《清淨的身，清明的心》（*Clear Body, Clear Mind*）❺一書中寫道：「物以稀爲貴，因此身體緊緊抱住缺乏的東西，並極力抵抗排除它。爲排除順利，得提供替代品。」「健康醫療」提供身體的替代品是混合油，包括大豆油、胡桃油、花生油與紅花油，都是新鮮、冷榨且小心冷藏起來，避免腐壞變質。還有每天服用卵磷脂，這是一種乳化劑（能將脂肪分解成易消化的小脂肪球）。

菸草酸（維他命B_3）會使人在高熱下排汗。此排汗法是哈巴德法的一部分，要注意不要使用也是維他命的菸醯胺，因其不具幫助排汗效果。哈巴德發現菸草酸在排除迷幻藥結晶、大麻及其他毒品方面，特別有效。他還發現服用菸草酸的人，有時會出現舊疾復發、使用毒品症狀、或皮膚病等情形。然而，如果他們持續服用，這些惱人的症狀都會消失不見。

另外還配合服用綜合維他命與礦物質補充劑，以確保達到個人的營養需求。

安妮．維格摩兒計畫

我們助人的簡單療法是神賜予的小麥草葉綠素。大自然用它來做身體的清潔劑、再造聖品與毒素的中和劑。

——安妮．維格摩兒

安妮．維格摩兒小時候在立陶宛時，祖母曾告訴她：「她確定安妮是上帝派來安撫治療人身心的使者。」維格摩兒自幼體弱多病，從東歐到青少年時遷移至美國，歷盡千辛萬苦。長大成人後，她成為基督教牧師，而且受祖母影響，投入醫療治病服務。祖母在她小時候就教導她珍惜大自然的藥材，當祖母用藥草與其他天然療法治療一次大戰受傷的士兵時，她曾在旁幫忙，自小耳濡目染。

維格摩兒花好幾年的時間自學。她觀察各種受傷動物偏好的食物、請教農藝專家、從世界各地收集種子，親自種植並研究。她從一九六一年五十二歲開始，在波士頓外的一所百年農莊創設名為「家園」（Homestead）的醫療服務，不久又在波士頓貝克灣開設「希波克拉底斯健康中心」（Hippocrates Health Institute），專治「沒救的人」（還有其他願意接受她幫助的人）。她使用未經烹調的農產品、各種嫩苗，還有她帶給世人的禮物小麥草汁。知名蔬菜專家厄普湯瑪斯（G. H. Earp-Thomas）稱小麥草汁為「人類所知最有營養的汁液」。她用這些身體缺少的營養素，改變病人高脂、白麵粉、精糖、動物肉品、充滿化學物品的飲食，賦予身體自我修復所需的養分。

除了調理身體本身，維格摩兒也深信思想的力量。她在《為什麼痛苦？》（*Why Suffer?*）一書中寫道：「健康是人造成的。重建受損的健康需要成熟的態度與自律…事實上，如果我多年在數千人身上的經驗能證實一件事，那就是如果我們選擇的話，我們能學會控制自己的健康以及我們生活的方向。」❻她在多本著作中敘述她從垂死邊緣救回來的人的故事，包括糖尿病、惡性腫瘤、白血病、多重硬化症、關節炎、氣喘、氣腫及其他疑難雜症。

雖然維格摩兒於一九九四年八十五歲時，在一場火災中喪生，並摧毀最初的「希波克拉底斯健康中心」，但她留下珍貴的遺產，讓成千上萬人受惠。她的門人布萊恩．克萊門提

（Brian Clement）在佛羅里達州西棕櫚灘成立新的「希波克拉底斯健康中心」（現在改稱「希波克拉底斯改變生命健康中心」（Hippocrates Health Lifechange Center）。在西岸，有瑞秋．索羅門（Raychel Solomon）在加州聖地牙哥附近成立「西部希波克拉底斯中心」（現在稱「最佳健康中心」（Optimum Health Institute）。這些機構還有她的著作，讓維格摩兒恍若仍在世醫病。

希波克拉底斯改變生命健康中心──提供多樣的選擇

十年前，克萊門提脫離波士頓「希波克拉底斯健康中心」，在西棕櫚灘一處三十畝熱帶林地，創立他自己的健康中心。此處可容納六十名顧客，通常他們每週接待四十人左右。該中心有一棟主建築物、一棟賓館以及幾間小木屋。地上不但種滿蔬菜，還有眾多設施：四個供應臭氧的游泳池，其中一個加了死海的海鹽礦物質；漩渦池、熱水池、三溫暖、健身中心以及震動器材。該中心提供五花八門的療法：排毒、按摩、灌腸、電磁治療、生物電子治療、身心治療、美容保養等。供應的餐飲是歐式自助餐，要吃多少就拿多少。

克萊門提與妻子瑪莉亞或多或少改變了最初的「希波克拉底斯」計畫，淘汰生機飲料（一種發酵的穀類食品飲料，可促進消化），改用他們自己的補充劑產品。另外把名字改成「希波克拉底斯改變生命健康中心」。他們保存原計畫的精華部分：透過每天上課與演講，加強教育，教導參加人員如何維持健康情緒、正確的日常飲食、認識小麥草汁療法，以及強調直腸健康是一切健康的基石。

收費標準是：幾人共享的房間每週一千五百美元、三週完整計畫是三千兩百五十美元；個人套房爲每週三千五百美元，三週七千五百美元。

「最佳健康中心」——「結腸營」

我對「最佳健康中心」的第一印象是建築物整潔怡人，綠色草坪中間有一個日晷矗立在白色水泥柱上，綠樹成蔭的露台，種了很多不知名的樹木。我認出有株稻子樹，樹上結滿累累豆莢。走進主建築物的辦公室，我受到親切的招待，工作人員交給我一個寫字板與文件。

報到文件上列有注意事項，上面寫著：「來賓請務必把問題與憂慮留在家裡。如果能將煩惱拋諸腦後，這趟展開新生活的冒險之旅必然成果豐碩。」看了這些蛇足我不禁想打退堂鼓。難道還有別種開始的方式嗎？畢竟，我們遠離聖地牙哥塵囂，置身於清新的空氣與平和靜謐的環境中。不管是不是老套，至少他們稱這趟旅程是冒險之旅。就跟所有的冒險一樣，我不知道接下來會發生什麼事。

不久，我坐在辦公室外草坪的椅子上，啜飲生機飲料，這是發酵後的小麥飲料，嚐起來像是混合啤酒與洗碗水的味道（回家後，我自己做生機飲料，味道像極啤酒加檸檬）。我旁邊坐著一名正在讀中文書的亞洲人，另一邊坐著一位染了金頭髮、很嫵媚的婦女，她把皮膚都曬成古銅色，手上戴了成串的銀手環，長長的指甲上有獨特的彩繪藝術。

接下來一週，我見過從台灣、以色列、菲律賓、愛爾蘭、加拿大、英國、美國至少八個州的人。還有一名從倫敦來的伊拉克婦女，以及一名從洛杉磯來的伊朗人。很多人以前就來過。一名男士過去十九年來，每隔幾個月就會到此滌淨身心。中心人員告訴我們，很多人再回來不是因爲這套計畫無效，而是「因爲他們知道我們知道正確答案，他們回家過自己想過的生活，然後回來這裡過應該過的健康生活」。

這裡是瑞秋·索羅門實現夢想的地方。她在一九七六年三月，六十歲時，得知一名朋友罹患癌症，她自已有兩個姊妹死於癌症。她決定一定要做些什麼，但又不知道該做什麼。她齋戒禁食並等待徵兆出現。到四月，她決定去聽一名女士的演講。這名女士自稱在喝了小麥草汁後，從末期乳癌撿回性命，自此她長年吃素，固定洗腸，徹底改變生活。索羅門先是讀這名婦女的書。從《我如何以天然方法戰勝癌症》（*How I Conquered Cancer Naturally*）一書，索羅門得知作者艾狄梅．韓絲伯格（Eydie Mae Hunsberger）在波士頓「希波克拉底斯健康中心」傳授她的癌症自療法。

那時索羅門已決定要開一家「西部希波克拉底斯健康中心」。她在韓絲伯格演講時，表達她的想法，後來也跟維格摩兒表明決心。務實派的維格摩兒建議她，應該自己先到「希波克拉底斯」親身體驗一番。

索羅門從善如流，但她也選好了地點。天助自助，一九七六年九月「西部希波克拉底斯中心」在聖地牙哥東部的艾卡瓊開幕。起初只是一棟有三個房間的房子。不到兩個月，地方就不夠用了。

兩年後，索羅門遷至位於檸檬樹的現址。這裡原本是養老院，經過擴大整修，有單人房、連棟房屋與小公寓。收費每週每人從四百美元到六百美元不等。食宿費用與上課費用加起來還不到「希波克拉底斯改變生命健康中心」的三分之一，但其營運規模較小：有按摩浴缸、還有草坪，可讓人躺在躺椅上鬆弛身心。工作人員包括脊柱按摩師、推拿治療師與幾名直腸治療師，但他們是簽個別合約，接受服務得額外付費。其中一棟公寓有游泳池，不過用的人不多。

我是在一九九六年八月到那裡待上一個禮拜，當時一共有一百九十四名自費顧客，這是他們二十年來同時接待最多的人了。此外，還有很多收費打折的工作人員兼顧客（你必須完成三個禮拜的基礎計畫後，才能取得回來當工作人員兼顧客的資格）。

索羅門就跟維格摩兒一樣，矢志完成目標。然而，多年後兩個中心不合，「西部希波克拉底斯」獨立出來，並改名爲「最佳健康中心」。

每個星期天，七十九歲的山姆．丹巴會帶領賓客四處參觀。他是該中心的有機農作物園丁，十九年來跟太太一直住在這裡。他說：「小麥草是這個地方的命脈」，他向我們介紹這裡的暖房「水晶大教堂」。暖房內有溫溼度控制，維持小麥草與幼苗最佳栽植狀況。栽植的幼苗包括蕎麥、葵花子、苜蓿芽、胡蘆巴、黑麥、扁豆與綠豆。丹巴告訴我們，他們將發酵後的種子放在太陽下或燈泡下曝曬，碰到特殊節日，還用甜菜汁將其染成粉紅色。他保證，味道嚐起來像火雞肉、鮪魚或鮭魚。我不相信他說的，但那是因爲我來到這裡才一天。

我們穿過一道籬笆，我看到籬笆上有個稻草人，守護著有機菜圃。我們背後是洗衣場，以及灌腸、推拿與脊椎按摩的地方。

大樓側邊面對街道有座噴泉與人工小溪流，蜿蜒的小溪流過紀念索羅門的美麗花園。她在一九九三年過世，享年八十一歲。花園面對著中心圖書館、會客室與冥想室的入口。

到這裡來的人有各種不同原因：癌症、心臟病、關節炎、減肥，或只是希望能徹底清淨內外。為期三週的計畫共有三十五堂課，包括每天早上做溫和的運動。不過規定最少要在這裡住一週。

課程包括心理與情緒排毒、增強自信、溝通、放鬆、疼痛控制、睡眠技巧、美容保養、飲食組合、人體消化與排泄、如何自己做灌腸（洗淨腸子）、以及如何培養料理小麥草與嫩芽。

你每天會喝至少一夸脫的生機飲料（你可選擇從小麥或其他穀類種子發酵的飲料）以及一夸脫的水，增進腸子機能。你不能把家裡的維他命、礦物質及其他補充劑帶到這裡來。

這不是「把腳蹺起來成天放鬆」的溫泉療養所。不過你會有很多時間交朋友或在房間放鬆休息，坐在草坪椅上、露台上，或在白色的格子屋裡享受按摩浴缸。你可在這裡享盡「素食大餐」，因爲你每天吃兩頓蔬菜（以及水果早餐），而且吃不到其他食物；這裡還教你重新界定飲食，幫你瞭解你需要吃多少才會身心健康，還有教你更深入認識消化道。

你會發現，你不需要在每頓飯之間吃其他食物，他們給你吃的份量已很足夠；還有你的能量會隨著你愈來愈能忍受灌腸與塞劑而增強。你學會塞劑跟直腸有關。這裡所有的一切似乎都跟直腸有關，這也是爲什麼這裡外號叫「直腸營」。

除了水以外，小麥草每天從你的兩端進去。在這裡，每天攝取兩次共五十多公克的小麥草汁，還有每天用八十五公克小麥草汁當塞劑，灌入直腸兩次，一次在做完清水灌腸後馬上做，另一次在一小時後。沒人會問你究竟做了沒，但多數人總認爲既然參加了這個計畫，爲什麼不做呢？

他們說喝小麥草汁是因其富含氨基酸，能幫助身體修補重建；小麥草汁中的抗氧化劑，能幫身體抵抗疾病；以及富含葉綠素，能幫身體淨化並排毒。做小麥草汁灌腸的目的在排除阻塞的腸子並加強營養。我們還學會把小麥草渣滓，當做藥膏敷在皮膚上，幫助排毒、減輕疼痛並去除皮膚壞死的細胞。它還是萬靈丹：你可用在耳朵裡、鼻子上或放入洗眼杯裡，清洗雙眼（之後用毛巾輕拍眼睛，減輕灼熱感）！還可敷在牙齦膿腫的地方上或疣上。不管用在什麼部位上面，它都有助清除黏液、膿或壞死細胞的作用。

喝小麥草汁有很嚴格的規定：不能稀釋、在吃喝東西一小時內不得喝小麥草汁，而且要在榨成汁後二十分鐘內喝完。如果一下子喝五十公克讓你感到噁心不舒服，可減半從二十五公克開始喝起。

丟掉情緒包袱

草坪上的日晷終於在期中派上用場，或者應該說是把日晷拿起來，用到的是它的柱子。治療師莫里．塔德曼（Morley Tadman）在這裡教授自信的課程。他要我們到草地上集合，然後發給我們紙筆，要我們寫下挫折難堪的事。接下來塔德曼把這些紙片都放進柱子碗狀的頂端，用火燒掉我們所有的不快。

在這裡情緒排毒與身體排毒幾乎一樣重要。我們有「健康的機會」，而不是生病的機會。我們「減掉體重」，而不是「失去」體重（因為失去的東西，可以找回來）。別人帶給我們的負面思想與負面信息，都被教以「刪除！刪除！」回應。

精神科醫師蓋瑞．懷特（Garry White）提醒我們壓力會要人命。他說：「不是偶發性的刺激如丟掉鑰匙，而是長期性的壓力會致命。」他認為，與其忍受壓力，不如「檢視你的生活，找出造成你壓力的情境或人，然後擺脫他們」。

我在這裡聽到珍妮・德菲麗絲（Jayne de Felice）排毒成功的故事，她是「最佳健康中心」負責灌腸的保健人員。她原本是圖表設計師與商業藝術家，後來生病了，不得不停止工作。有兩年的時間她到處求醫，都對病情沒有改善。但到這裡才十天，兩年來讓她苦不堪言的症狀都消失一空。後來她才知道之所以生病是因為藝術工作，讓她飽受有毒金屬毒害。接下來兩年，她三度回到這裡，在重新評估生活後，她決定離開壓力大的商業藝術界，成為灌腸專家。你永遠也不會知道這些綠色小徑會帶領你到哪裡去。

馬克斯・葛森計畫

長江後浪推前浪，醫學療法也是日新月異。每當有人研發出一種新療法，其他人也會跟進，而且以他們的偏好與個性加以創新再造。經年累月後，又發展出更新的療法來。馬克斯・葛森（Max Gerson）研發的以營養為主的排毒療法，正好反映出醫學療法也是江山代有才人出。他在一九五〇年代末，在治療癌症方面成就非凡。雖然醫學界駁斥抵制他，將他的療法批評得體無完膚、一文不值，但他畢生的貢獻仍由兩個不同的機構傳承下去。

其中一個位於加州，爲葛森女兒夏洛特主持的「葛森研究所」（Gerson Institute），是正宗的葛森療法。另一個是流行病學家蓋爾·希登布蘭德（Gar Hildenbrand）在聖地牙哥創立的「葛森研究組織」（GRO），除了延續傳統葛森療法外，又增加六種以上的療法。一九九六年底，著名的德國癌症研究員約瑟夫·艾塞爾（Josef Issels）與GRO有關的醫院CHIPSA合作。艾塞爾以創新的研究方法，尋找身體免疫系統遭到抑制的幾個同時存在的原因。雖然艾塞爾於一九九八年過世，但他與CHIPSA的短暫合作，提升該院的醫療可信度。

「葛森研究所」與「葛森研究組織」的基礎都來自葛森深信生病的身體有自己治癒的潛力，只要病體受到適當的滋養與支持，讓免疫系統發揮功效。葛森與維格摩兒一樣，認爲未經烹調的食物中的酶很重要，還可用蔬菜與蔬菜汁來增進免疫力。葛森發現，用咖啡灌腸能快速排除由肝臟堆積在膽囊中的毒素，而且後來經過證實，咖啡灌腸對減輕疼痛也很有效。他在著作中介紹治療成功的案例，如《癌症治療：五十個病例的成果》（*A Cancer Therapy: Results of Fifty Cases*）等書。

雖然葛森療法最出名的是治療癌症（特別是黑色瘤與淋巴瘤），但也適用風濕性關節炎、狼瘡與其他慢性退化性疾病。不管醫學診斷的病名是什麼，潛伏在疾病下的問題都需要身體將盤根錯節的毒素排除體外，並賦予身體自己治療所需的工具。

現在兩個組織在聖地牙哥附近都有研究教育單位與診所，而且考慮到政治因素，將診所設在墨西哥，這樣美國的癌症醫學界不會因其使用非正統療法，就勒令關閉。此外，「葛森研究所」在一九九七年初，曾大膽地於亞歷桑納州開設一家診所。

身體大掃除

天然療法師安德森設計一個你可自己在家進行的排毒計畫，這個計畫包括每天觀察自己尿液的情況，以確定你的尿液pH值保持在鹼性範圍內（參見第4章）；花幾週時間慢慢減少攝取食物，然後進行一整週的斷食。斷食期間並固定喝水、皀土粉（以吸收腸子裡的毒素）、車前子（幫助通便）、液狀礦物質以及三種不同的藥草片，幫助排毒與刺激腸子，補充益菌，以及提供有療效的養分。在斷食期間，並建議每天進行灌腸。

這個計畫可隨使用者體內毒素的量做調整，這點可從pH值判讀得知。計畫內容包括三週的準備工作，到一週或一週以上每天吃兩頓半食物，到一天吃兩頓、一天一頓到開始斷食，可隨個人情況而定。

他們並提供免費的電話諮詢服務。我在寫這本書時，開始這項計畫，但發現規定嚴格，很難照辦。因此最好排出時間全心投入參與。然而，有些人只做了一部分，也覺得獲益良多，感到頭腦清晰、膚色明亮且精力充沛。

以下是幾個其他身體排毒機構。我沒親自參與過，也沒聽到過來人的經驗。因此，我無法證實其效益，只有靠有興趣參與的人親自調查感受。

健康綠洲

「健康綠洲」（The Health Oasis）：HC 33, Box 10 Tilly, Arkansas 72679 501/496-2364。有專人輔導以白開水進行斷食，配合早上研讀聖經，使身心合一。午後上健康與治療課程。負責人貝妮絲．戴維森（Bernice Davison）是退休的護士，但計畫中不包括治病，灌腸也不在計畫內，但鼓勵想自己做灌腸的顧客自備灌腸器材。

戴維森有二十七年輔導人斷食的經驗。她認爲不適合斷食的人包括：幼年型糖尿病人與肝病嚴重的患者。雖然該中心可容納十二個人，但戴維森寧可一次只接待八名顧客。他們有一個運動室，有各種運動器材。斷食完後，準備恢復進食的人，可享用戴維森丈夫親自栽種的有機植物。

史考特的天然健康中心

「史考特的天然健康中心」（Scott's Natural Health Institute）：

1.中心機構：19160 Albion Road Strongsville, Ohio 44136 216/238-6930。

2.辦公室：Dr. David J. Scott 17023 Loraine Avenue Cleveland, Ohio 44111 216/671-4800（感恩節到一月關閉）。

史考特醫師在一九五七年成立此中心。它揉合「天然保健」哲學與基督教教義，提供一處休息與斷食的地方。史考特是脊柱按摩師與「國際專業天然保健協會」會長。該中心特別針對想減肥與想治病的人。

中心可容納十五到十八名顧客，他們可花時間躺著休息或飲用蒸餾水。但至少要待兩星期。

全美可能還有其他治療計畫值得推薦，如果讀者幫忙，我將在本書再版中介紹。請把你想增列的排毒中心資料寄給我。Carolyn Reuben at P.O. Box 254531，Sacramento, CA958254531。

參考文獻

❶Efrain Olszewer, M.D., et al., "Side Effects on Patients Treated with EDTA," *Townsend Letter for Doctors and Patients* August/September 1996, 92.

❷M. E. Godfrey, *New Zealand Medical Journal*, May 24, 1996 (vol. 195J) as reported in Clinical Pearls, edited by Kristine Simpson et al. (Sacramento, Calif.: ITServices, 1996), 102.

❸M. Wolff et al., "Equilibrium of Polybrominated Biphenyl (PBB) Residues in Serum and Fat of Michigan Residents," *Bulletin of Environmental Contamination and Toxicology Contam.* Toxicol. 21: 775-781 (1979).

❹David E. Root. M.D., M.P.H., and Gerald T. Lionelli, B.S., "Excretion of a Lipophilic Toxicant through the Sebaceous Glands: A Case Report," *Journal of Toxicology-Cutaneous and Ocular Toxicology* 6(1): 13-17 (1987).

❺L. Ron Hubbard, *Clear Body, Clear Mind* (Los Angeles; Bridge Publications, 1990), 75. 4751 Fountain Avenue, Los Angeles, CA 90029.

❻Ann Wigmore, *Why Suffer?* (Wayne, New Jersey: Avery, 1985).

14. 上癮與濫用藥物的排毒法

時下美國大多數的戒癮復元計畫，多缺少提供營養支持這個部分。

——安．路易絲．吉托曼

營養學家安．路易絲．吉托曼（Ann Louise Gittleman）在一九九六年十月號的《讓我們活著》（*Let's Live*）雜誌中建議，對咖啡因、酒精、尼古丁、大麻、安非他命、海洛因與古柯鹼上癮的人，不只需要諮商人員幫助從內心找答案，更需要從心理照顧到細胞。吉托曼表示，滿足細胞維他命、礦物質、氨基酸與其他重要營養素的需求，可修正腦中化學物質的不平衡並有助患者持續接受長期的復元治療。❶

你可能沒聽說過用營養來幫助戒癮，但目前已漸漸蔚爲風氣，紐約州阿米泰維爾、明尼蘇答州明尼亞波利、加州伯林厄姆、密爾維利等地的戒癮復元計畫，都提供加強營養治療。

例如，當你走進加州密爾維利「復元系統」（Recovery Systems）的辦公室，工作人員除了瞭解你的生活經驗、家庭飲食型態、喝酒、使用毒品與藥物情況以及評估檢驗報告外，還要瞭解你是不是缺乏氨基酸與其他營養素。他們知道氨基酸能製造腦中的化學物質神經傳導素，而神經傳導素在調節你嗜食的東西與心情方面，有舉足輕重的影響。

如果你每天吃的多是白麵粉、白糖與脂肪，然後配著酒精或蘇打汽水吞下腹（有時，如果你的細胞運氣好一點，可能可吃到少許生菜葉或蕃茄醬），那你會對毒品或藥物上癮，其實是你身體發出營養不良的警訊。

如果你有用興奮劑，「復元系統」的工作人員會特別注意你的甲狀腺功能。甲狀腺位於你的喉嚨，會分泌控制你能量與新陳代謝速度的荷爾蒙。如果你有使用興奮劑的習慣，你的甲狀腺可能早在你感到需要興奮劑之前，就已需要幫助了。

對不願曝光的上癮者，用營養幫助戒癮不諦是項福音。他們害怕別人瞧不起，以爲上癮就意味著缺乏意志力，一直不願接受治療。因此，幫助上癮者解開內心混亂的情緒固然重要，但以加強營養幫助戒癮，不只能幫忙情緒不穩的上癮者，也能觸及另一類人。

酗酒

酗酒不是意志力的問題，而是生物化學出問題

一九六二年，營養生化學家羅傑．威廉斯（Roger Williams）指出：「愛好杯中物……可能源於細胞缺乏營養。」❷威廉斯觀察發現：「吃高品質飲食的老鼠，比吃缺乏營養飲食的老鼠，會自動放棄少喝些酒（以及少吃糖）。從個別老鼠的實驗可見，任意調整老鼠的飲食，有時給牠們吃缺乏特別維他命的飲食，然後再提供牠們缺乏的營養素，結果可來來回回改變老鼠攝取酒精的量。」❸

據明尼亞波利「健康復元中心」（Health Recovery Center）主任瓊恩．馬休．勞森（Joan Mathews Larson）指出：「有三種不同的身體化學物質，容易導致酗酒（還有一種可能被誤診為酗酒）。」❹，這些類型如下：

第一種人長年喝酒，很能喝而且不會醉。這類型人天生就有一種叫做乙醇脫氫酶的肝臟

酶，能讓他們的肝臟有效率地代謝酒精，長期喝酒也沒病沒痛。但等他們到四十幾歲時，他們變成要靠酒精，才能感到正常。如果沒喝酒，他們會感到過動、緊張不安、易怒且無法專心。

沒有酗酒的人，酒精在體內會轉換成乙醛，然後轉換成醋酸，再轉換成二氧化碳與水，隨著呼吸與尿排出體外。相較下，體內有乙醇脫氫酶的酗酒者，無法完全把乙醛轉換成醋酸。有些乙醛直接送達腦部，然後轉換成一種嗎啡式的生化物質THIQ儲存在腦部，而THIQ是到目前為止所發現最讓人有癮頭的物質之一。

THIQ會讓人嗜食酒精。它還會造成注意力很難集中、過動與其他很多精神與心理問題。

第二種人是飲酒後常感不舒服，然後在滴酒不沾幾天後，會有強烈的癮頭迫使他再酩酊大醉。當黃湯下肚，他變得愛鬧事，想找人吵架。這種人其實是對酒精過敏。

此人喝酒後，會引發一連串的生化反應。他會變得對這些生化變化上癮。當他停止喝酒，身體內部又發生生化變化，製造出包括沮喪與反常行為的脫癮症狀。

第三種人是不喝酒覺得心情鬱卒，要到幾杯黃湯下肚後，才會覺得正常快樂。雖然貪杯的結果會破壞他的關係與工作，但他必須借喝酒來保持心情愉快。一旦酒「成功」就表示他得忍受憂鬱之苦。

補充特殊的營養素能解決這種兩難情境，藉由攝取含有歐米加—6必須脂肪酸的月見草油或琉璃苣油，可幫貪杯者不靠酒精，也能提供他擺脫憂鬱所需的腦部化學物質（對有古柯鹼脫癮症者也有效）。

第四種人是喝酒後不舒服，但又嗜食酒精（在女性方面，月經來潮前尤其明顯），他們其實是低血糖症，而不是酗酒的問題。

婦女在月經來潮前一週，血糖特別低，結果有些人變得特別愛吃巧克力，有些人則嗜食酒精，還有些人則兩種都愛。那些喝酒的人會覺得血糖快速升高，因酒精不必經由消化。它直接從胃壁進入血液，跟葡萄糖一樣，由血液直接攜入腦部。由於要用葡萄糖，胰臟得先分泌胰島素進入血液，在胰島素的作用下，葡萄糖從血液釋出，進入腦部與身體細胞，提供細胞能量。

這類人喝愈多的酒精，胰島素就分泌得愈多。有時是胰臟分泌過多的胰島素，而且血液釋出過多的葡萄糖，讓人覺得虛弱、疲倦、易怒，甚至可能感到暈眩。這樣又會升起快點用酒精幫忙「恢復正常」的酒癮來。雖然，低血糖症的人嗜食酒精，但不勝酒力，往往喝下一、兩杯後就暈陶陶。

生物化學復元

勞森建議用下列營養素，來遏阻脫癮症狀、抑制癮頭並幫助身體開始排毒（我故意不寫出所需的劑量。如果你對這套方法有興趣，請看《七週恢復清醒》（*Seven Weeks to Sobriety*）一書）。

勞森營養排毒配方

勞森的營養排毒配方有其一定的正確劑量的營養素，但大致上的配方如下：

1. 穀氨先胺（與去除戒酒脫癮症與戒酒最有關的氨基酸）。
2. 游離式氨基酸（多種不同的氨基酸，可減輕憂鬱與焦慮，並增進記憶與思考能力）。

3. 苯丙氨酸（這種氨基酸可去除沮喪與慢性疼痛）。

4. 維他命C（自一九五〇年代以來即證實，可扭轉海洛因等毒癮）。

5. 鈣／鎂（這兩種礦物質能減輕肌肉痙攣，包括酗酒者的酒癮發作與顫抖，增加放鬆與平靜的感覺，支持心臟功能並避免精神錯亂與失眠）。

6. 必需脂肪酸（勞森使用琉璃苣油，但她在書上是建議用月見草油。這兩種油可提供腦部伽瑪—亞麻油酸（GLA），GLA可轉換成前腺素E1，可預防脫癮症狀，並幫忙修補受損的肝臟）。

7. 多種維他命／礦物質（勞森使用加州聖林多（Allergy Research Group）生產的Multi Vi-Mins，但任何含有維他命B群的配方，都有助避免缺乏B群後出現的腦神經與心理症狀）。

8. 胰臟酶（攝取所有所需的營養素後，如果身體無法從消化道吸收營養，然後將營養釋入血液，也會前功盡棄，因此需要靠消化輔酶如胰臟酶等的幫助）

其他有助治療藥物上癮的補充劑包括：奶薊（一種修復肝臟的藥草，第9章討論過）、穀胱甘肽（強力抗氧化劑）與輔酶Q-10（有助增加能量與保護心臟）。其他治療計畫還發現氨基酸酪胺酸也有幫助，特別是對戒除古柯鹼或其他興奮劑後出現的脫癮症狀很有效。

「復元系統」主任茱莉亞．羅絲（Julia Ross）建議用下列營養素，來治療長期使用藥物所出現的身體與情緒副作用：

症狀	補充劑
沮喪、低自尊、暴躁易怒、睡眠障礙	色氨酸。也可用色氨酸的天然來源，如褐藻、海菜、牛奶、葵花子、芝麻或南瓜子（與南瓜果肉）、香蕉與土雞肉。在治療睡眠障礙方面，還可服用褪黑激素。
嗜食糖類	鉻、穀氨醯胺。
過度敏感	苯丙氨酸。
焦慮、沒有安全感、害怕、恐慌與不能放鬆	伽瑪-氨酪酸、牛磺酸與甘氨酸
沒有企圖心、沮喪與無精打彩	酪氨酸與／或苯丙氨酸

注意：所有氨基酸必須與維他命B_6一起服用。

＊摘自「復元系統」，地址是：147 Lomita Dr., Mill Valley, CA 94941（415/383-3611）

以食物治療藥物濫用

如果你控制攝取飲食的品質，可不可以不用昂貴的補充劑，就保持健康與清醒？這也是加州聖馬提歐郡的官員想瞭解的問題。

加州伯林厄姆「燦爛的復元」（Radiant Recovery）董事長凱薩琳・德絲馬森（Kathleen DesMaisons），專門爲聖馬提歐郡酒後駕車累犯設計一套以食物爲主的戒酒計畫。

德絲馬森與勞森一樣，認爲依賴藥物與營養不良息息相關。德絲馬森設計的計畫還增加控制「糖過敏」一項，這是對碳水化合物有不正常的反應。她鼓勵戒酒者一天要吃三次蛋白質食物，包括肉類、乳酪、蛋類、豆腐、花生醬，再配合攝取豆類、蔬菜與健全的穀類食品。她教導戒酒者如何辨識與避免攝取各種食物中的糖分來源，以及避食葡萄、西瓜、櫻桃、胡蘿蔔汁與所有果汁中的糖分。

德絲馬森要求戒酒者從早餐開始就好好配合，飲用她設計的「能源奶昔」，這是一種營養且美味可口的飲料。接著，每隔一段時間就攝取營養食物，以幫戒酒者穩定血糖與心情，並增進自我控制力，同時維持足量的重要神經傳導素，例如β—內啡肽與血清促進素。這些生化物質負責從一個神經細胞傳達訊息給另一個神經細胞，並幫助控制心情與對疼痛的敏感度。

「燦爛的復元」自一九八九年就對外公開，但直到聖馬提歐計畫成功，德絲馬森整套計畫才廣爲被接納。從一九九四年五月到一九九五年五月，德絲馬森要求二十九名酒後駕車累犯參與個人與團體心理治療課程、繳交家庭作業、記載日常飲食日記、參與十二步驟會談以及攝取針對個人預算與生活形態設計的飲食計畫。德絲馬森指出：「這套計畫眞的是創造出允許行爲改變的生化環境」。心理諮商與特別設計的教育內容，幫助參與者學習並身體力行他們與食物的新關係。計畫中不包括昂貴的營養補充劑。

倒是在年底，90％參與者完成整套計畫。聖馬提歐郡發現，沒有參與計畫的人被以刑事罪名起訴的比例，是參與者的四倍，而且所犯的罪行也要嚴重得多。該郡花在沒有參加計畫的人身上，光是做牢期間，不包括訴訟費用等，就比參與計畫者多出十倍（參與者耗費一百五十美元，未參與者耗費一千五百七十五美元）。聖馬提歐郡犯罪司法委員會總結說，「燦

爛的復元」計畫可能有助減少80%到90%的酒後駕車人數，還有社會與經濟成本。❺

吸毒成癮者的耳朵治療

除了心理諮商與恢復生化反應外，加州密爾維利的「復元系統」與加州伯林厄姆的「燦爛的復元」還對吸毒成癮者施予針灸治療。中國人在四千多年前就發現，把針頭插進某些特別部位的皮膚內，可幫助身體治病。最近幾十年，中國的外科醫師還發現針灸可做為手術時，麻醉的輔助用品或甚至是替代品。一九七〇年代初期，香港溫興來（譯音）腦神經外科醫師，意外發現針灸在治療毒癮方面，效果卓著。

溫醫師用如頭髮般超細的不銹鋼針頭，紮進一名準備動腦部手術的病人的耳朵與雙手，幫忙減輕疼痛。針頭並佐以微小的電流刺激，但此電流不高不致讓病人觸電，但又強到足以讓病人沒有痛覺。這名病人有吸食鴉片的毒癮，不久後，他很開心地跟護士表示，他戒毒的脫癮症狀都不見了。溫醫師取消腦部手術。等病人脫癮症狀復發時，又給病人針灸。結果症狀又消除了。溫醫師對此意外發現很振奮，開始在動物與人體做實驗，而且證實針灸真的可輔助戒毒治療。

與溫醫師同期的麥可．史密斯（Michael Smith）醫師，他是紐約南布隆克斯市立「林肯醫院」戒毒治療計畫主任。他在一九七四年開始在門診用針灸，先是用來治療鴉片毒癮，接下來用在治療所有毒癮。當電流器故障時，他發現不用電流也能幫病人排毒。他還把針灸治療縮減成每個耳朵四或五個穴位。目前多數針灸排毒計畫都沿用史密斯研發的這套治療計畫。

一九八五年，史密斯與他在林肯醫院針灸部門訓練的人員，成立「國家針灸排毒協會」（NADA），負責訓練並認證全美與全世界的針灸排毒專家。NADA計畫包括同時治療多名吸毒者，每個人都坐在椅子上四十五分鐘左右，病人兩個耳朵各插上四或五根針。這些針會影響肺臟、肝臟、腎臟，並放鬆神經系統。如果有必要的話，針對每個人不同的情況，會在手上與腳上插上額外的針，但只限治療與戒毒有關的問題，不包括一般疾病。

除了針灸外，NADA計畫還包括使用一種名叫「睡眠混合飲料」，這是用甘菊、樟腦草、薄荷、並頭草（Skullcap）、啤酒花與西洋蓍草等混合而成的藥草茶。有些診所，在病人接受針灸治療時，免費讓病人喝，而且準備茶包給病人回家喝。「睡眠混合飲料」名副其實，特別能幫人在睡覺時放鬆。

目前有超過七百個戒毒治療中心使用針灸治療來輔助戒毒，甚至包括德國、英國、前蘇聯、匈牙利、沙烏地阿拉伯、瑞典、西班牙、尼泊爾、法國與千里達等國在內。美國有幾十個戒毒中心是法院委託的單位。其餘是心理衛生中心與監獄附設的機構。

當一名年輕的吸毒婦女被問到，針灸在她復元過程中有沒有帶給她什麼改變。她回答：「好像沒什麼改變。」不過她後來補充說：「等一下，有的。昨天我壓力很大。但我並沒有吸毒。」這種反應很普遍。針灸不會讓吸毒者有脫胎換骨的明顯改變，而是讓吸毒者內部有溫和漸進的改變，讓他們以平靜代替混亂，以放鬆代替暴躁，最後他們發現自己不再像以前那樣大聲跟家人吵架，比較能傾聽、瞭解心理諮商的內容，而且發現自己在邁向復元之路迭有進步。但是針灸是輔助治療，不能因此偏廢其他正統的戒毒療法。史密斯堅持，接受針灸戒毒治療者，也應參加十二步驟會談，而且可能的話，接受個別或團體心理諮商。針灸有助紓解頭痛、肌肉痠痛、噁心嘔吐、失眠、沮喪不安與其他戒毒脫癮帶來的不適，避免吸毒者再次使用毒品。但針灸戒毒無法教導人如何過不一樣的生活，只有透過教育、認識自己與啓發性的引導，才能幫吸毒者重新找到人生方向。

侯德計畫

邁阿密的傑伊．侯德（Jay Holder）醫師研發出新的穴位（據他說是控制邊緣系統的穴位）與新的耳朵療法，他別開生面的戒毒療法還爲他贏得一九九一年的史懷哲醫學獎。

「侯德療法」針對特定不同的毒品，依據每一種毒品影響神經系統不同的受器來設計治療計畫。例如，吸食古柯鹼會影響神經傳導素多巴胺，然而嗜食酒精影響的是伽瑪—氨酪酸。侯德療法還針對每種毒品影響的器官而定。爲觸及受影響的器官，侯德使用耳朵療法。例如，每位接受治療者都先針灸耳朵中間的「零穴」，幫助所有器官系統和諧運作；接著針灸腎穴、邊緣系統、再來是英文稱的「靈門」穴位（中文稱「穴門」，此穴有助天然鴉片內啡肽的釋出）；接下來是交感神經穴位（幫助放鬆神經系統）；再來，如果是酗酒者，就針灸肝穴、如果是吸食古柯鹼者，就用心臟與腦部的穴位。德州大學凱尼斯．布魯姆（Kenneth Blum）醫師研究證實，腦部神經傳導素受器如有瑕疵，不只會導致嗜食毒品，還會造成很多強迫性病症，如注意缺損多動障礙與圖魯特氏症候群。

要治療幾次？多久？

NADA與侯德療法的針灸治療，最初幾個禮拜每週治療五到六天。嚴重的病例，特別是濫用鎮痛藥美沙酮者，最好一天治療兩次。等脫癮症狀減輕後，治療可減少到每週二或三次，再來甚至更少。理想情況是逼病人接受針灸治療，可表示針灸是用在必要情況下。針灸治療還對戒癮成功，但又突然遭遇壓力情境，有可能再重蹈覆轍的人，有防範抑止的效果。

耳朵排毒的運作方式

針灸用在身體上，會與在特別經絡上傳送的訊息，形成電磁共鳴。在耳朵部分，訊息會從針頭傳遞到神經元。研究顯示，耳朵針灸的運作機制與身體其餘各處完全不同。

耳朵治療是依據遍布耳朵的四種顱神經：迷走神經、舌咽神經、三叉神經與面部神經。此外第二、三、四頸神經（或稱神經節）也有些影響。據侯德說：「這四種顱神經以及頸神經節就像是透過郵遞區號寄送般，通抵身體特定部位，每條神經影響一個特別的身體系統。」他認爲，就是這種顱神經分布「讓我們彷彿可從耳朵直接登堂入室，進入腦部，進而影響身體機能。」

以脊柱按摩療法治療毒癮與強迫性病症

侯德最驚人的發現可能是，他證明接受脊柱按摩者，比未做脊柱按摩者，能增進戒毒治療身心方面的效益，而且病人也較願意持續接受治療（侯德榮獲一九九二年年度脊柱按摩醫師與一九九五年年度脊柱按摩研究員榮譽）。

侯德在「佛羅里達州脊柱按摩協會」允許下，聘請「邁阿密醫學院」生物統計學家羅伯・鄧肯（**Robert Duncan**）博士，爲他設計並分析脊柱按摩療效結果。他將他們中心的九十八名住院病人，區分成三組，分別是隨機抽樣組、安慰劑控制組與臨床實驗組。其中一組病人接受個別與團體心理諮商以及十二步驟會談。第二組接受上述同樣的諮商治療，但加上半脫位脊柱按摩治療。侯德爲這個研究，發明一種手控的儀器「整合器」，以標準化的儀器取代一般用手進行的按摩。「美國食品藥物管理局」也已核准用「整合器」來治療脊柱半脫位。第三組接受相同的諮商治療，但配合安慰劑式的脊柱按摩治療（意指無法眞正治療半脫位的按摩）。

在治療十八個月後，結果如下：⑴從治療沮喪來看，四週的脊柱按摩治療相當復元計畫一年後才看得到的成果；⑵從治療焦慮來看，四週的脊柱按摩治療等於六個月傳統的談話治療效果；⑶從持續接受治療來看，全國平均72％的病人持續接受為期三十天的計畫，而接受脊柱按摩者，持續治療達百分之百！⑷從病人上護理站的情形來看，接受脊柱按摩的病人，較少使用醫療服務。侯德表示，整體來看，使用脊柱按摩治療者比沒有使用者，在增進戒毒治療結果方面要成功十三倍。這眞是革命性的發現！

為什麼脊柱按摩可幫助戒毒

一九七六年「國家衛生研究所」坎迪斯．波特（Candace Pert）博士等的先驅研究發現，邊緣系統中的鴉片受器（邊緣系統是我們腦部控制嗅覺、憤怒、恐懼、性慾與其他攸關存活的情緒部分）是位於脊髓後角；半脫位會干擾這些受器，而脊柱按摩療法能矯治半脫位，幫這種密切的溝通系統恢復正常。

參考文獻

❶Ann Louise Gittleman, "How to Kick the Habit: Nutritional Fixes for Common Addictions," *Let's Live,* October 1996, 26.

❷Roger J. Williams, *Nutrition in a Nutshell*, (Garden City, N.Y.: Doubleday, 1962), 60.

❸Williams, 85.

❹Joan Mathews Larson, Ph.D., *Seven Weeks to Sobriety* (New York: Fawcett Columbine, 1992), 46.

❺"Evaluation of the Biochemical Restoration Program for Multiple DUI Offenders," May 1994-May 1995, Criminal Justice Council of San Mateo County, October 1995.

體內環保－排毒聖經

元氣系列 9

著　　者／ Carolyn Reuben
譯　　者／ 王映月
出 版 者／ 生智文化事業有限公司
發 行 人／ 宋宏智
執行編輯／ 范維君
登 記 證／ 局版北市業字第 677 號
地　　址／ 台北市新生南路三段 88 號 5 樓之 6
電　　話／ (02)23660309
傳　　真／ (02)23660310
郵政劃撥／ 19735365
戶　　名／ 葉忠賢
網　　址／ http://www.ycrc.com.tw
E-mail ／ service@ycrc.com.tw
印　　刷／ 鼎易印刷事業股份有限公司
法律顧問／ 北辰著作權事務所　蕭雄淋律師
初版二刷／ 2004 年 5 月
ISBN ／ 957-818-086-1
定　　價／ 新臺幣 300 元

總 經 銷／ 揚智文化事業股份有限公司
地　　址／ 台北市新生南路三段 88 號 5 樓之 6
電　　話／ (02)2366-0309
傳　　真／ (02)2366-0310

國家圖書館出版品預行編目資料

體內環保：排毒聖經／Carolyn Rouben著；王映月譯. -- 初版.--
台北市：生智, 2000[民89]
面； 公分. --（元氣系列；9）
譯自：Cleansing the body, mind and spirit
ISBN 957-818-086-1（平裝）
1. 醫學 - 通俗作品 2. 健康法

410 88016936